When an Adult You Love Has
ADHD

當你愛的人有
成人過動症

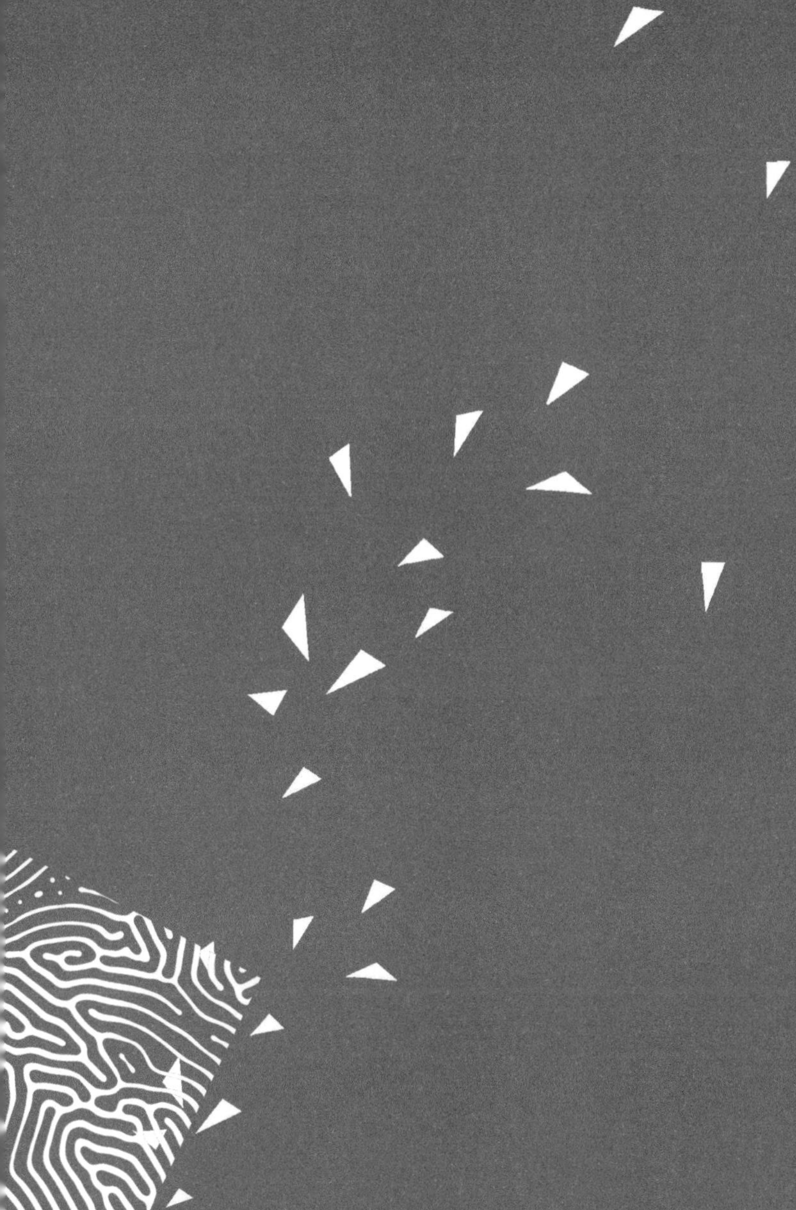

When an Adult You Love Has
ADHD

當你愛的人有
成人過動症

當你愛的人有
成人過動症

When An Adult You Love Has
ADHD

Russell A. Barkley
羅素・巴克立——著

丁凡——譯

大衆心理館 A3357

當你愛的人有成人過動症

作　　者／Russell A. Barkley 羅素・巴克立
譯　　者／丁凡
副總編輯／陳莉苓
特約編輯／張立雯
封面設計／江儀玲
行　　銷／陳苑如
排　　版／陳佩君

發行人／王榮文
出版發行／遠流出版事業股份有限公司
100 臺北市南昌路二段 81 號 6 樓
郵撥／ 0189456-1
電話／ 2392-6899　傳真／ 2392-6658
著作權顧問／蕭雄淋律師

2020 年 1 月 1 日 初版一刷
售價新台幣 350 元（缺頁或破損的書，請寄回更換）

YLib 遠流博識網

http://www.ylib.com
e-mail:ylib@ylib.com

When An Adult You Love Has ADHD
By Russell Barkley, PhD
This Work was originally published in English under the title of: When An Adult You Love Has ADHD: Professional Advice for Parents, Partners, and Siblings as a publication of the American Psychological Association in the United States of America.

《大眾心理學叢書》

出版緣起

王榮文

一九八四年，在當時一般讀者眼中，心理學還不是一個日常生活的閱讀類型，它還只是學院門牆內一個神祕的學科，就在歐威爾立下預言的一九八四年，我們大膽推出《大眾心理學全集》的系列叢書，企圖雄大地編輯各種心理學普及讀物，迄今已出版達三百多種。

《大眾心理學全集》的出版，立刻就在臺灣、香港得到旋風式的歡迎，翌年，論者更以「大眾心理學現象」為名，對這個社會反應多所論列。這個閱讀現象，一方面使遠流出版公司後來與大眾心理學有著密不可分的聯結印象，一方面也解釋了臺灣社會在群體生活日趨複雜的背景下，人們如何透過心理學知識掌握發展的自我改良動機。

但十年過去，時代變了，出版任務也變了。儘管心理學的閱讀需求持續不衰，我們仍要虛心探問：今日中文世界讀者所要的心理學書籍，有沒有另一層次的發展？

在我們的想法裡，「大眾心理學」一詞其實包含了兩個內容：一是「心理學」，指出叢書的範圍，但我們採取了更寬廣的解釋，不僅包括西方學術主流的各種心理科學，也包括規範性的東方心性之學。二是「大眾」，我們用它來描述這個叢書的「閱讀介面」，大眾，是一種語調，也是一種承諾（一種想為「共通讀者」服務的承諾）。

經過三十多年和三百多種書，我們發現這兩個概念經得起考驗，甚至看來加倍清晰。但叢書要打交道的讀者組成變了，叢書內容取擇的理念也變了。

從讀者面來說，如今我們面對的讀者更加廣大、也更加精細（sophisticated）；這個叢書同時要瞭解高度都市化的香港、日趨多元的臺灣，以及面臨巨大社會衝擊的中國沿海城市，顯然編輯工作是需要梳理更多更細微的層次，以滿足不同的社會情境。

從內容面來說，過去《大眾心理學全集》強調建立「自助諮詢系統」，並揭櫫「每冊都解決一個或幾個你面臨的問題」。如今「實用」這個概念必須有新的態度，一切知識終極都是實用的，而一切實用的卻都是有限的。這個叢書將在未來，使「實用的」能夠與時俱進（update），卻要容納更多「知識的」，使讀者可以在自身得到解決問題的力量。新的承諾因而改寫為「每冊都包含你可以面對一切問題的根本知識」。

在自助諮詢系統的建立，在編輯組織與學界連繫，我們更將求深、求廣，不改初衷。

這些想法，不一定明顯地表現在「新叢書」的外在，但它是編輯人與出版人的內在更新，叢書的精神也因而有了階段性的反省與更新，從更長的時間裡，請看我們的努力。

理解它，才能找到方法

洪儷瑜

注意力缺陷過動症（Attention Deficit Hyperactivity Disorder, 簡稱 ADHD，編按：又稱為注意力缺失過動症）在上個世紀後半段（一九六八年的 DSM-II）才被人類確定，這五十年來人類透過各方面的研究漸漸瞭解這個疾患的真相，主要是 ADHD 不像其他障礙，如自閉症、智能障礙、閱讀障礙、拒學症……等有明確的區辨，且也常因各種因素讓 ADHD 出現共病，或有緩解的機會，導致社會更難瞭解 ADHD。在一九九〇年代前，世人曾誤認為 ADHD 長大就會好的，二〇一三年的美國精神醫學會出版的 DSM5 才正視 ADHD 成人的診斷。

羅素．巴克立(Russell A. Barkley)是美國著名研究和推廣專業知識的學者，他出版的《注意力缺陷過動—診斷與治療手冊》從一九九〇年第一版至今已是第四版，算是專業人員在 ADHD 必讀的聖經。之後他為家長、教師撰寫實用手冊，都是將實證研究的成果轉化成讀者易讀的出版品，他在 Youtube 的 ADHD video 或 ADHD science 頻道也有很多影片，另闢推廣科學知識的管道。他終生致力讓人類認識 ADHD 最新的知識和方法，算是當今 ADHD 首推的學者。

巴克立博士為家長出版的《過動兒父母完全手冊》已由遠流出版第三版，也是我推薦的好書。如今遠流出版社再將巴克立針對成人寫的書翻譯出版，真是國人之福。

一九九一年將美國專研的 ADHD 帶回臺灣，開始推動 ADHD 相關的活動，包括教師的訓練、家長團體的支持，翻譯家長手冊的何善欣女士和本書的翻譯者丁凡女士都是長期的戰友。三十年來國內專業資源越來越多，臺灣兒童青少年精神醫學會、臨床心理學者……等，但是社會還是瀰漫著很多似是而非的言論，ADHD 是幻想出來的疾患、ADHD 自然會好、ADHD 離開學校就會好、醫師和特教教師只會要 ADHD 服藥……等，這些謬誤顯示國人對 ADHD 專業知識的接受度，有些政治人物或政府單位還曾這些謬誤背書，證明了國內社會對 ADHD 的無知。我的學生在教育現場擔任特教老師，經常經歷家長和普通班教師不當的控訴，怪他們歧視學生和鼓勵用藥，很多特教教師基於專業責任，善用各種書籍和專業資源說服家長和學生，他們也見證了很多家庭因就醫和接受診斷，而改變 ADHD 學生的人生。

出版對社會有幫助的書，算是立言的貢獻，感謝遠流出版社善盡出版業的社會責任，更感謝丁凡女士積極翻譯這些善書，更希望國人打開心胸去認識在我們身邊的 ADHD 成人，只有理解它，才能真正的幫助他們走出 ADHD 的負面影響。疾病本身不是問題，問題在認不認識真相，以及願不願意接受正確的知識和方法。

推薦者介紹

美國維吉尼亞大學特殊教育博士，現任臺灣師範大學特殊教育系教授和師培學院院長，以及中華民國特殊教育學會理事長，曾任台灣學障學會理事長和國家教育研究院副院長，致力於普教和特教合作建立校園專業支持網絡。

當愛遇見ADHD

過動媽 何善欣

去年（二〇一八）五月，當我提案建議遠流出版本書中文版時，我將此書暫譯為「當愛遇見ADHD」。後來，本書的版權花費了一些時日，而我因其他工作時間的安排，無法翻譯本書，感謝丁凡非常有效率地將這本書翻譯得這麼好。

推薦本書的原因，和去年我翻譯《ADHD不被卡住的人生》（遠流）和寫作《謝謝你來到我身邊》（平安）的原因是一致的。這些年來，常有人問我：你的過動兒長大了嗎？他好了嗎？還過動嗎？大學畢業了嗎？有沒有當兵？他做甚麼工作？有沒有談戀愛？面對這些關心和好奇，我總不知從何說起。回頭望，這些年來走過的高山低谷，沒什麼悲情，也沒那麼嚴肅，只想分享我、弟弟（過動哥的手足）還有愛過我們家過動哥的好女孩，一路相伴的深刻和溫暖。

十七年前，翻譯巴克立所著《過動兒父母完全指導手冊》（遠流）時，過動大兒子還是個中學生；五年前，上班工作之餘，我忍著痛，一邊復健、一邊修訂此手冊的增訂版。心中曾想：巴克立先生這麼專業和嚴肅的寫作方式和內容，就算我撐著翻譯完了，有多少家長讀得下去呀？這次，在本書的前言中，巴克立寫道：「過動症大大影響了我的異卵雙胞胎弟弟，朗（Ron），他才五十六歲就悲劇性的結束了他的生命，其中很大一部分是因為他的過動症，以及其他疾患……這本書比我寫過的其他書籍都更為個人，我想要和大家分享關於過動症的專業和個人知識，無論您是過動症患者的家長、手足、伴侶或好朋友。」和以前不一樣，這次我感受到溫度和愛。

原來，在這位國際知名專家巴克立博士的嚴謹和專業之外，多少的研究、教學、專業撰述背後，是這樣的真實故事、親身體驗和深深的愛。曾有朋友問我：「善欣，孩子都長大了，也看不出來是過動兒了，就忘了吧，為何還這樣孜孜矻矻地書寫有關過動症的書呢？」如果，你真的認識過動症患者；如果你曾生、養過動兒；如果，當你愛的人有成人過動症，你就會懂得了。

推薦者介紹

台大外文系畢、美國奧勒岡州立大學行銷碩士；

過動兒的母親、中華民國過動兒協會發起人代表與創會理事長；

曾於中國時報、聯合報親子版撰寫專欄，健康廣播電台、教育廣播電台主持節目，並曾擔任教育部特殊教育諮詢委員會委員，演講及授課，任職於非營利組織，企業高階經理人等；譯作：《不聽話的孩子？——過動兒的撫育與成長》（新手父母）、《如何養育叛逆的孩子》（新手父母）、《亞斯伯格症》（健行文化）、《過動兒父母完全指導手冊》（遠流）、《ADHD不被卡住的人生》（遠流）

著作：《最棒的過動兒》（心理）、《我愛小麻煩》（平安）、《我是男生，我喜歡跳舞》（九周文化）、《謝謝你來到我身邊——這些年過動兒教我的事》（平安）

FB 粉絲專業：ADHD 過動媽善欣 https://www.facebook.com/angie.adhd/

傷痕累累的靈魂需要自助也需要人助

曲智鑛

《當你愛的人有成人過動症》，看到這本書的書名時，我不禁露出會心一笑，我相信擁有注意力缺失過動的成人有屬於自己的生活模式。這不是身為ADHD的驕傲，而是充滿無奈的自嘲。我想很多人是愛了之後才知道：哇！愛到卡慘死！

書中提到過動症是一種長期的慢性障礙，換句話說，這樣的過動特質會伴隨終身。用不完的精力是一種「優勢」，三十五歲的過動的特質依然明顯，不但可以同時進行好幾項工作與面對博士班的學習。我常在演講中分享自己的「預後經驗」，成長的經驗使我發展出自己許多應對注意力缺失過動症的「策略」，舉例來說，雨傘、水壺和鉛筆盒三樣東西是我不帶的，因為只要帶出門就會不見，而不帶就不會不見。提早出門，重複確認也是重要的習慣，因為需要預留「犯錯」與「補救」的時間。

許多注意力缺失過動症的成人可能擁有傷痕累累的靈魂，在成長過程中充滿挫折，不容易被他人理解與接納。要扭轉這樣的情勢需要自助也需要人助。我認為因應注意力缺陷過動症的三部曲是：改善不專注的動機是第一部。接受自己的狀態（過動特質），真誠的面對自己的問題，學習和自己的過動特質和平共存，在生活中刻意練習覺察自我的狀態，發展執行功能的應對策略，是第二部。尋求周圍人的理解，透過自我揭露使重要他人願意體諒與包容，讓自己有機會調控生活中的壓力，是第三部。這本書對三部曲有完整的論述，相信對「愛上」過動症的人來說，會是非常實用的說明書。

很高興自己有機會替這本書寫序，趁這難得的機會，我想和平時包容我、愛我的人說一聲：謝謝！

推薦者介紹

現任陶璽特殊教育工作室創辦人、臺北市自學機構無界塾副塾長、宇寧身心科診所兼任輔導老師，並曾協助創辦均一教育平台。上海彼岸之星融合職教中心聯合創辦人、廣州星友同伴工作室聯合創辦人。台灣師範大學特殊教育系博士班進修中。

一位從小過動、愛打棒球，長大後投身特殊教育輔導工作，被孩子暱稱「光頭」的特教老師。秉持啟發潛能、不放棄每一個孩子的理念，打破傳統理論框架，透過專業支持與陪伴，成為孩子與父母親成長路途上的夥伴。近年經常往返兩岸舉辦教育營隊活動，進行親職與融合教育等分享。

著有：《不孤單，一起走：體制外教師曲智鑛的教育思索》《曲老師的情緒素養課：生活中教出孩子的高情商與好品格》。

前言

這本書累積了我對兒童及成人注意力缺失過動症（ADHD）的一生經驗。我是專業臨床研究心理學者。我參與過動症的臨床工作、研究、諮商和教學超過四十年。同樣重要的是，在我的家族中，無論是核心家人或是親戚，都有很多過動症患者。

過動症大大影響了我的異卵雙胞胎弟弟，朗（Ron）。他才五十六歲就悲劇性地結束了他的生命。其中很大一部分是因為他的過動症，以及其他疾患。最近，我的侄子伊森（Ethan，朗的兒子）自殺了，更加深了這個家族悲劇。二〇一三年八月，伊森即將過三十歲生日，卻衝動地自殺了。伊森患有過動症，以及其他心理困難。這本書不只是為了專業呈現，也是為了我個人的需要。我的個人家族經驗使得專業資訊有了背景的音調與色彩。

這本書比我寫過的其他書籍都更為個人。我想要和大家分享關於過動症的專業與個人知識，無論您是過動症患者的家長、手足、伴侶或好朋友。

當你愛的人有
成人過動症
Contents

第二部分：
你能如何協助？

第一部分

關於成年過動症，你需要瞭解什麼？

第一章 如何知道你愛的人有過動症？

在你所愛的成年人之中，你有沒有覺得，某人有嚴重且持續的注意力不足、無法專注、分心、衝動、健忘、缺乏自我控制，或以上所有的問題？你的孩子、伴侶或兄弟姊妹有這些問題嗎？如果有，你想更瞭解注意力缺失過動症嗎？特別是你可以如何協助他們？那麼，這本書就是為你而寫的了。

你為什麼要相信我的話呢？因為無論是以個人或專業的角度，我對過動症的瞭解都非常透徹，而很少人能夠如此。我從一九七三年起就在做過動症的研究，發表了近三百篇關於過動症的科學研究報告，並為書籍裡的過動症以及相關疾患撰寫章節。每一週，我閱讀世界各科學期刊中最新發表的每一篇相關研究，跟上該領域中的重要發展，並將這些新發現摘要在我名為《過動症報告》（*ADHD Report*）的電子報裡。過動症是我的專業領域。

對我而言，過動症並不只是我的專門研究而已。我自己有過動症家族歷史，包括許多位親戚，以及我的異卵雙胞胎弟弟，朗（Ron）。二〇〇六年夏天，朗出了一場車禍，過動症間接奪走了他的生命。我將在書中分享他的故事。悲哀的是，朗的兒子也有過動症。七年後，他和女朋友吵架，衝動地自殺了。所以，我個人對於過動症有很深刻的關懷與體會，瞭解過動症是如何影響像我們這些過動症患者的親友。

你得瞭解過動症是怎麼一回事。你得知道如何判斷你愛的人是否有過動症。如果他們有過動症，你得知道真相，而不是包了糖衣的安慰。你也得知道過動症患者面對的各種危機，以及對關心他們的人有何間接影響。你也得知道，什麼治療有幫助，你個人能做什麼以便協助他們。經過有效治療之後，患者可以更快樂、更成功、過更有效率的生活，和你及其他人建立更強更親近的關係。你需要知道什麼對過動症無效，不用浪費寶貴的資源。你可能也想知道，如果你愛的人還不想接受你或任何人的協助時，你能夠做什麼。你得直接並快速地知道這些問題的答案，才不會浪費你的時間。我會直接且快速地回答。

我不會說過動症有多好，因為過動症並不好。我不會告訴你過動症是一份禮物，因為它不是。過動症是一種嚴重異常症狀，可能的話，患者巴不得可以立刻丟掉它。是的，過動症患者可以非常成功。我將討論一些例子。但是他們的成功不是來自他們的過動症。他們能夠成功，是因為他們很努力，周圍愛他們的人也協助他，一起掌握並管理過動症。我們追求的生命道路往往不是傳統的道路，而是過動症不會造成太大問題的道路。

過動症的模樣

成人過動症的跡象很多，可以歸類為注意力不足、抑制困難，以及過度地活動。這些特質其實有更大的共同點——都反映了自我控制上的極大困難。我在下一章會討論這一點。本節我想先解釋，如果某個人被診斷為過動症患者，他必須有哪些跡象和症狀。在我開始之前，你需要瞭解過動症的症狀，在人口中有一個範圍或尺度。大部分的人沒有症狀，或者只有偶爾出現的少數症狀。有些人的症狀更頻繁出現，但不會、或很少影響他們的日常活動。你可以說，他們具有類似過動症的人格特質：多話、外向、偶爾衝動、有時分心、活躍。當這些症狀的程度到了嚴重的地步，頻繁到使人無法有效參與日常的主要活動，例如工作和教育，就要思考此人是否罹患了過動症。即使是過動症患者，也可能有不同程度的症狀和失能，從輕微到嚴重都有。所以，過動症不像懷孕，你要不就是懷孕了，要不就是沒有；它像語言能力，一個人可能非常有語言天分，或是普普通通，或是有嚴重缺陷，甚至完全無法說話。

本書中，我將專注在罹患過動症的成人上，他們為此所受到的損害已足以為該疾病取得臨床診斷。但是你要明白，有些成人也有輕微的過動症症狀，但受害輕微，甚至完全沒有因此受害。我選擇此必要的焦點，因為會讀這本書的大部分讀者都有親友受到過動症嚴重的困擾，否則他們大概不會想要讀。解釋過動症時，我不會對你掉書袋，或是過度簡化。我會以受過教育的人希望聽到的方式，解釋過動症的科學，包括專業名詞，就像你正坐在我的辦公室裡。

為了協助你瞭解過動症症狀如何造成不同影響，我會舉出各種真人真事，遍及各種領域的成人與他們的情況，並引述他們說的話。從那些事業非常成功（但是在工作之外的生活其他範疇，往往並非如此），到只能勉力餬口的人；從那些只有少數須關注的問題區域，到有一大堆問題的人。我想要呈現過動症對成人及其生活影響的多元性。請理解儘管成人過動症可以非常令人困擾，卻屬於精神病學中最可治療的疾患之一，可透過許多有效的治療方法加以管理。我會在本書之後的章節討論這一點。

打斷了的夢想：過動成人的伴侶故事

我和現在的男友一同住在美國東北部的新英格蘭（New England），他二十六歲。他母親告訴我，他很小就有過動症症狀。但是他的父母決定不讓他服藥，一方面是他們反對用藥，一方面是擔心學校給他貼標籤、將他汙名化。我最近才瞭解，他現在還是有過動症，而且至今一直妨礙他去達成許多目標。沒錯，他是有些小小的成就，但整體而言，他不覺得自己和他的同儕站在同一個起跑點上，無論是在學校或是職場上。我可以看到他身上有網路說的過動症所有症狀。真希望他的父母在他小時候就嚴正以對。或許他就可以更早接受治療，不會碰上這麼多困難了。

他母親告訴我，他小時候會沒完沒了地踱步——我看他現在也還是這樣。她說他在國中和高中時期，甚至上了大學，成績都跟不上他的潛力與智力。他非常聰明，甚至會教他的朋友文法、英文和字彙。我知道有些人缺乏他擁有的知識，卻念完碩士了，他則是卡在那裡，還沒念完大學呢。他父親跟我說，如果他能夠完成作業的話，拿到的成績都很好。但是他常常無法完成作業。他常常沒交功課或報告，得到很多零分。在大學，他拿了很多A，但是因為沒繳期末報告或沒去參加期末考，而得到很多W（撤銷課程）或「未完成」，使得平均成績不佳。

我們在一起之後，有過許多經濟問題以及債務。我發現他對錢經常做出錯誤的決定。有個好例子：我們曾有兩輛車，現在只有一輛。約莫兩年前我認識了他，當時我們兩個都有全職，也都有車。他的是輛很好的跑車。後來車子壞了。當然，他沒有儲蓄，我們完全沒錢修理他的車。等幾個月後他終於拿到退稅、可以修車了，他決定要讓我知道，他有多感激我的患難與共。他知道不應該，卻還是衝動地帶我去賭城拉斯維加斯度了個長長的週末假期。他需要兩千美元修理引擎，卻花了一千一百塊在度假上。車子後來被收走，因為他無法及時支付修車的任何費用。他對自己為何會做出這些可怕而衝動的經濟決定思索良久……這不是他第一次做這種事了。

另一個問題——他似乎無法持久做一份工作。他離開第一份業務工作後，決定全心專注在他的音樂上。他一直很熱愛音樂，是個很棒的音樂家。他在音樂上有一些小小的成功。有一陣子，他和一位寫過很多流行音樂的創作者一起工作。他譜曲、他們加上歌詞，然後推銷給有名的歌星演唱。但是每次一遇上壓力或截稿期，他便無法好好坐下來寫歌。他從小就在作曲了，也說過這是他一直想做的事。時間一到，他知道自己必須坐下來工作，只要有一首曲子獲得重要歌星的青睞，就可以拿到這個競爭非常激烈的行業的入門票。但他沒辦法跟上。他無法達成他們的要求，歌探只好放棄他。如今我們住在一個很雜亂，有點骯髒，只有一個臥房的……爛公寓……裡。他一直告訴我，我們值得擁有更多。我比他小三歲，已經念完大學，現在想在生活裡擁有更好的事物。我真的認為他能夠找到動機，更努力工作，讓我們擁有更多。但是他非常無法專注，無法計畫未來或仔細思考事情。

他認為自己是作曲家，作曲是他的熱情所在，也是他擅長的事。他也試過很多其他的活動，但都不持久。他母親告訴我，他在學校打棒球、籃球、網球和吹單簧管。他還彈鋼琴。他後來轉學到一間藝術學校，專攻芭蕾舞和歌唱。他還在念書時，在一個芭蕾舞團跳了幾年。他也是學生會的成員，有一陣子考慮將來念法律。後來他決定去大學念藝術（他確實念了一陣子）。一路上，他自學電腦程式設計，甚至花了幾個月為一間大公司做了一個應用程式。他也學習錄影、當過DJ，週末和樂團巡迴演出、幫別人剪接影片，偶爾混音、製作音樂。雖然他有這些不同的事業潛力，現在他只是在做婚禮攝影，勉強度日。我們不希望失去更多了。簡單地說，他開始的一百萬件事情，至今能夠完成的很少。

我也發現，有時他無法遮掩情緒。他一直努力不跟我吵架，認為我們兩個都是很正向的人。但是如果我針對我們關係中的某件事情，或是他的工作計畫，給他壓力，他會對我吼叫，一直不斷地問我，為什麼我一定要毀了一切。他想知道我們為什麼不能就快快樂樂地過日子。最後他確實會平靜下來，甚至比大部分那樣勃然大怒的人更快。

讓我惱火的是，無論我在家或是在辦公室工作，他總要打擾我。他無法忍受家裡太安靜，或是長時間一個人獨處。另外一件惹人火大的事情就是他總是在踱步、抖腿和扯頭髮。

在認識我之前幾年，他和一個剛念完社會學博士的女人約會。他跟我說，他永遠無法忘記，分手時她對他說的話。她說：「我剛得到我的博士學位。我想要安定下來，結婚生小孩、買房子，而你對這一切都還沒有準備好。你很有趣，我很喜歡和你在一起，但這只是暫時的。我不認為你會是我的長期伴侶。」我現在開始明白她在說什麼了。可是他這麼甜蜜善良，他會教導需要協助的人，回答問題，志願為別人服務。我們需要幫他得到某種專業協助，否則我也可能離開這個關係。

註：這本書裡所有的個案都是真的，但是相關資訊都改過，以保護個案的身分。有些個案可能結合了我認識的幾位不同的人。

非常地不專注

過動成人的「不專注」可能有不同的形式。他可能無法長時間保持專注。或者，他很容易分心。接下來，我將在本章描述某些共同的行為模式。

無法專注或無法持續保持專注

「我是五十歲的女性，受過良好教育，還念完了法學院。三個月之前，我被診斷出有過動症。我無法持續做我覺得乏味無聊的事，但大部分的法律事務就是很無聊，所以我在事業或個人生活上都過得亂七八糟。小時候，甚至念大學的時候，都沒有人注意到我有問題，因為我夠聰明、學得很快。但是大學畢業、進入社會後，我需要做越來越多無趣的事，在學校和職場也遇到越來越多的麻煩。現在有了診斷和治療，一切都改變了，我有了希望，相信可以在專業和個人生活上都活出真正的自己。」[1]

如果工作無聊沉悶，症狀尤其容易出現，結果就是過動成人往往無法完成他們展開的計畫，或者根本不開始執行他們知道必須做的計畫，或是一直拖延到實在無法再逃避的最後一分鐘。即使他們[2]開始執行，過動症患者也無法像別人一樣，將注意力長久維持在工作上。同時，當他們工作時，可能做白日夢、和走過的人聊天、寫下無關的其他計畫或點子、在筆記本上塗鴉；他們經常中斷工作去喝飲料、上廁所、和別人說話、檢查電子郵件、逛網路，或是做任何其他事情，只要這件事比手上需要做的工作更輕鬆就好。他們可能經常會說，沒辦法長久思考工作或其他無聊卻必要的事情，更有趣的想法會不斷冒出來，使他們分心，思考其他更愉快的念頭。

容易分心

「妻子跟我說話時很容易分心，即使是因為別的念頭，一個話題說到一半，我都可以看到她的思緒『撲』地跳到別的軌道上，然後她就離題了。」

當工作或是其他無聊事必須馬上完成，過動成人就會發現周遭的其他事情非常令人分心。它們通常是其他事件、聲音，或他人的行動，或是任何轉移注意力的事情，

註1：所有的個人申明都來自：（一）我的臨床個案或是研究計畫裡的個案真正說過的話，（二）成人過動症患者寫給我的電子郵件，（三）他們的親友寫給我的信或跟我說的話，（四）這些文字的釋義或混合。所有的個人資訊都經過變造，以保護隱私。

註2：為避免使用單一性別的代名詞，我會在本書中交換使用「他」或「她」，或是「他們」。

而且與目標或手上的工作都無關。過動成人無法像你一樣，忽視這些令人分心的事情。他們會覺得，很難不想或不去回應這些令人分心的事情。打擾或分心使他們想著與工作無關的事。他們可能會開始談起這些令人分心卻與工作完全無關的事，甚至可能改變行動、離開工作，去和令人分心的人或事互動。過動成人經常因此轉移了他們的注意力。

如果這是一份須單獨完成的工作，他會比別人花上更長的時間。其他時候，他乾脆不完成工作。他維持專注的力量非常薄弱，別人很容易忽略過去的打擾，卻會中斷他的專注，事情就是無法完成。簡單地說，他身邊更有趣但是不重要的事情像是磁鐵或是霓虹燈一樣，不斷吸引他靜不下來的腦子。你所愛的人會因此不斷放下手上正在做的事情，轉移注意力。

很難抑制自己（衝動）

「我成年的兒子對錢做過很多衝動的決定。有一次，他衝動地帶女朋友去紐約玩，在很昂貴的旅館度『浪漫的』週末。他們住了三晚，每晚四百五十美元。他明知道下星期就需要用這筆錢來繳房租。」

過動成人往往很衝動，非常快地做出決定，很匆忙地給出判斷。他們會不耐煩，不願仔細思考以找出最好的方法。他們也不會思考自己的行為究竟會引起何種後果。他會衝動地採取行動。過動成人不像一般人，他們的思考、說話和行動都比較不會想到後果。

面對選擇、衝突或其他決定時，過動成人會根據一開始的感覺，自動做出反應，就像自動導航系統；她的行為出於自然反應，通常基於某種一時興起，而非經過仔細考慮。有時，衝動令人興奮、覺得有趣，例如度假時興頭來了，決定接下來要做什麼。但是太部分的生活不是在度假！生活中，太快做決定可能會造成嚴重的後果。

過動成人通常不會監督自己，他們像是球鞋廣告上說的「就去做吧！」有時，他們事後會明白自己說錯話、做錯事了，並為此感到後悔。他們可能道歉，但願他們沒有說那些話，或是做那些事，希望下次會做得更好；但是聽者不見得會得到安慰，因為這種事情一再地發生。

可能也牽涉到過動

過動症患者往往比一般人更過動不安，尤其是當他們感到無聊的時候。過動兒童更是如此，永遠在活動，像是有個馬達在跑。某些過動成人也是如此。

坐立不安、停不下來、活動過度

「去年四月，我和我最好的朋友結婚了。他總是很忙，不過他是做建築的，所以我沒有多想。我們沒有同居過，而且因為過去都是在別人家裡租房間住，除了一些聚會場合外，也沒有機會單獨相處。直到五月租到屋子之前我們都沒有住在一起過。到了六月中，我已經要瘋了。他太過分了。我們在家的時候，他也動個不停，沒法好好坐著讀本書或看電視。他總是必須做些什麼。但是他很少完成他起頭的事情。救命啊！」

過動症兒童長大後，外顯的過動跡象會大量減少。爬上爬下、跑來跑去、踱步、比別人好動的現象，到了成年比較不是問題。問題變成是內在的不安。他會覺得好像必須一直忙各種事情才行。

無聊的時候，例如他必須坐著不動時，或必須待在教室裡或會議室裡時，可能會明顯地坐立不安。他覺得需要做各種事，保持忙碌，像是運動和體能活動。過動成人可能喜歡活動比較多的工作，例如貿易、旅行、銷售、錄影、體育、運動、軍隊、警察、駕駛、急診護士或醫生、打官司的律師等等。

常常話很多

「我是個五十一歲的女售貨員，小時候就診斷出有過動症。我沒辦法不說話或不思考或不從一件事跳去另一件事，也沒辦法保住一份工作，或完成我說我要去做的任何一件事。」

雖然不是每個人都如此，但有些過動成人無法停止跟別人說話（或是自言自語）。有些人話多到好像嘴巴只是一個讓意識中所有思考不斷冒出來的工具。但她說的話往往沒有頭緒，只會跟原本的話題（如果有的話）稍稍沾上邊而已，無法直接、簡潔一致、專注地表達自己。

除了非常多話之外，過動成人對話時，對別人說的話可能明顯地不在意。所以他們看起來在語言上很強勢、自我中心、對別人的觀點不夠敏感。他們的對話往往只是單向的。典型對話的重要元素就是你來我往、彼此關懷，但是過動成人並不會遵守這個原則。過動成人的對話和社會行為中，分享與交換都比一般人少。你比較會聽到他單方面的、一連串沒有重點的話。你可能根本無法插進任何話。即使當你試著只是說一個字，過動成人都會以他不間斷的話立即打斷你，像是在比賽似的。

過動成人經常打斷別人的話，或是插進別人正在進行的對話。一般人往往不歡迎這種綁架對話的行為，結果就是大家紛紛離開，找別人進行成熟和真正對等的談話；或是乾脆和過動成人黏膩的對話保持距離。

然而令人意外的是，和多話相反，如果忽然問過動成人問題、而他必須回答時，他可能會忽然啞口無言，不知道自己在想什麼了。例如在課堂中，他無法對主題的重點作出清楚、簡潔、符合邏輯的回答，而是假裝內行似的給出自動反應，說的都是指定讀物中最具體、明顯的內容。他的解釋往往是拖沓的，用到很多拖延戰術，例如「嗯」、「就像」等等，一邊拖時間，一邊思考。他往往沒有注意到指定讀物中的設計情節、核心關鍵或更深刻的意義。而且，他提出的解釋常常沒有前後一貫的次序。他說的話可能摸不到重點，根本無法提到關鍵。

過動成人絮絮叨叨時可能極容易分心。然後就離題了，和故事的內容毫無關係。他甚至可能在結束這段漫長迂迴的談話時，露出一臉迷惘的表情，然後說：「你剛剛問我什麼？」他很快就忘記原本的問題了。

判斷你愛的人是否有過動症

這些只是過動成人可能有的主要症狀的一部分，例如注意力缺失、衝動的行為和活躍程度。現在你知道有這些問題了，讓我們快速地檢查一下，你所愛的人是否有過動症。想想他過去六個月裡的行為。

回答以下關於他行為的問題。就只要回答「是」或「否」。

過動症症狀

（一）注意力缺失	是	否
1. 做功課或在職場、或在其他活動時，經常無法仔細注意細節，犯下粗心的錯誤，例如忽略細節，做事不正確。		
2. 工作或遊戲時，常常無法持續保持專注，例如聽演講、與人對話或長時間閱讀時。		
3. 即使沒有明顯令人分心的事物，跟他說話時，他常常看起來沒有在聽，心不在焉。		
4. 經常不遵守指示，無法完成作業、任務或職場上的責任，例如開始做事卻很快地失去專注力，很容易分心。		
5. 經常無法組織任務或活動，例如無法管理接續的任務、無法好好整理材料與物品、亂七八糟、工作沒有條理、時間管理很糟糕、無法如期完工。		
6. 經常逃避、不喜歡、不願意做需要保持長時間心智努力的工作，例如學校作業，或是準備報告、完成表單、閱讀很長的報告。		
7. 常常弄丟工作或活動必須的東西，例如學校課本、鉛筆、書、工具、皮包、鑰匙、文件、眼鏡、手機。		
8. 經常容易受到外在影響而分心，有很多無關緊要的思緒。		
9. 很健忘，例如在做家務、辦事情、回電話、付帳單、準時赴約上。		

（二）過動及衝動	是	否
1. 經常在座位上坐立不安，搖動雙腿，手也動來動去。		
2. 當他需要留在座位上時，經常離開座位，例如在課堂上、辦公室，或其他需要留在座位上的時候。		
3. 經常在不合宜的情況下跑來跑去，爬上爬下。（請注意，青年或成人則可能只是心中覺得躁動不安。）		
4. 經常無法安靜地做些休閒娛樂。		
5. 一直在做些什麼，好像有馬達驅動。無法或不喜歡長時間安靜坐著，例如在餐廳、會議上。別人可能覺得他靜不下來，或是很難跟得上他的腳步。		
6. 經常話很多（在社交場合）。		
7. 經常，問題還沒問完，就立刻回答。會接著說完別人的話，對話時無法等待輪到自己發言。		
8. 經常無法等待輪到自己在去做某件事，例如排隊的時候。		
9. 經常打岔，或打斷別人。插嘴、打斷別人的遊戲或活動。不先問一問，沒有獲得許可，就使用別人的東西。青年或成人可能打斷別人正在做的事情，或是搶過來自己做。		

注意

這十八項症狀出自二〇一三年美國精神病協會（American Psychiatric Association）出版的《精神疾患診斷與統計手冊第五版》（*Diagnostic and Statistical Manual of Mental Disorders, 5th edu, DSM-5*）中列舉的過動症診斷標準。獲得許可使用。二〇一五年十月十五日開始，精神健康專業人士需要使用二〇一五年最新版的世界健康組織（World Health Organization）的診斷條件，發表於《疾病分類第十版》（*Classification of Diseases, 10th edu. ICD-10*）。

你在注意力缺失欄的九個問題中，有四個「是」嗎？[3]或是在過動及衝動欄的九個症狀中，有四個「是」嗎？或是總共十八個問題中，你得到七個「是」？如果如此，你所愛的人就比一般成人多了許多過動症症狀了。

現在，回答這三個額外的問題：

- 目前的這些症狀是否至少持續了半年或是更久？
- 以你的瞭解，這些症狀是在童年時就出現了，還是青春期才出現的？
- 這些症狀是否造成問題或損害？也就是說，在重要人生的活動中，例如家庭生活、教育、工作、社交關係等等，這些症狀是否造成嚴重的負面後果？診斷的重點是確定這些症狀導致損害（傷害或不利的結果）。症狀和損害必須同時存在，才能做出過動症的診斷。

如果你對這三個問題的答案都是肯定的，那麼你所愛的人就可能有過動症了。本書最後的附錄中，列出了專業人士為過動症做出完整診斷的條件。

採取行動

找個合適的時間，試著和她討論你的擔心。你可以等到她再一次抱怨在家人、工作、學校或社交生活遭遇到困難的時候，告訴她你能夠理解，並認為這些問題可能和成年過動症有關。然後，如果你覺得她能夠接受的話，鼓勵她去找專業人士做過動症評估。第九章會針對這個討論有更多建議。

即使她已經確診了，回顧過動症症狀也能讓你更瞭解她的問題行為所在。閱讀本書可能使你更瞭解她，並協助她。即使你認為有過動症的成人（還）不願意接受專業評估與治療，本書也能讓你更瞭解過動症。本書可以教你過動症成因、引起的損害，以及適合的治療；也可以讓你瞭解，即使她目前還不肯接受專業協助，你能夠做些什麼來幫助她。

註3：附錄中，DSM-5 對過動症的正式診斷條件是（一）和（二）都各需要五個「是」。但是研究一直顯示，四個「是」就足以顯示個案是否和常人不同。

第二章

成年過動症的表面之下

在第一章，我回顧了過動症最明顯的症狀。但是症狀本身無法解釋他們的心智功能出了什麼差錯。一旦瞭解過動症表面下的異常，就可以獲得更深刻的知識，瞭解如何協助過動症成人了。本章中，我會解釋過動症如何影響腦部正常功能，與大腦管理我們行為的方式。

過動症症狀來自一套稱為執行功能（executive functions）的心智能力或腦部功能。執行功能至少有六種，大部分發生於腦部前端，即你的額頭後面。就像企業裡的高階主管，這個部分的大腦會思考未來，考慮如何處理當下，以確保目前與之後的成功。腦前面這一部分與設定目標，以及計畫如何達成此目標有關。它也看著計畫如何付諸實行、監督此實行是否符合計畫，並在必要時加以重新調整以達成目標。執行功能讓人思考自己的未來、控制自己的行為，以便完成目標、照顧自己長遠的幸福。這些功能藉此讓我們成為獨立、自我決斷的人。

「她的腦子裡隨時有個暴風」：一位母親的故事

我是一位二十四歲美麗女兒的母親。昨晚，出於她的決定，我被逼得只能請警察來家裡，填單通報她失蹤。早上五點半，她終於回家了。她告訴我們，她忘記把手機放在身邊，然後就睡著了，所以沒發現有三十通電話和簡訊。她和我們不認識的男人出去，這是他們第三次約會；她應該在半夜兩點之前到家的。

她從小就有狀況，我們帶著她跑遍全美國，試著明白為什麼她有學習問題。她十六歲時，我們坐飛機去一個神經造影診所，看看她的腦子裡發生了什麼事。結果顯示她腦的前部有嚴重問題；基本上，她的腦子裡像是有颶風掃過。

我以前總是難以理解她的行為，一半的時候，我不確定她是懶惰或是叛逆。現在我知道了，其實是因為過動症造成她的執行功能異常。

她從十六歲開始就在服用過動症藥物，看起來也有一點幫助。可是她已經毀掉一輛車了。我們不讓她考駕照直到她滿十八歲。她似乎從來無法從錯誤中學習。我看到她現在很沮喪、憂鬱。她無法接受建議；她拒絕在手機裡設定鬧鐘來提醒她任何事情。我需要搞清楚她在服用的藥物。我總在害怕接到通知她死亡的電話。

她很有才華，人又甜美。她說她想用自己受過的化妝訓練幫助受虐婦女，或是幫助病人，使他們覺得自己很美。她很擅長做這些，但沒有一次通過在技術學校的考試。她像是被囚禁在監獄裡，我總是在尋找可以釋放她的鑰匙。

執行功能一：自我覺察

如果你沒有覺察到自己及自己在做的事情，就無法控制自己。第一個執行功能就是讓你觀察到自己的行為，監督你自己和你的思考、說話與行為。缺乏自我覺察的人無法控制自己。你必須注意自己，才能覺察自己，以及自己的行為。然後才能控制自己和自己的行為。

我們自動在處理每天大部分的事，用之前學到的行為模式處理日常事務。但是有時候，新的事情發生，可能改變我們的優先順序，或有突發狀況。這時我們勢必得拋下自動行為，思考在那種情況下最好的應對方式。就像一份工作，每天發生的大部分事情都差不多。但是主管必須能夠監督日常事務，當問題發生，或優先順序改變時，他必須能有彈性地改變作法，以便有效地處理這些題目。就像公司主管，當行為出現，負責管理的腦必須監督日常行為中發生的大部分事情。一旦情況有變，也可以凌駕它。如果行為無法達到目標，或是和目標不一致時，它甚至可以改變行動的過程。它也可以發明新的目標與計畫，並為達成新目標展開需要採取的行動。同時，這顆主管的大腦也在監督我們的行為，看我們朝目標（或是別人給予的目標）前進得如何。

過動成人的自我覺察比較有限，較無法注意到自己在想什麼、說什麼、感覺什麼和做什麼。所以在達成目標與長遠的福祉上，他們沒那麼有辦法覺察到自己表現得有多好或是多糟。他們過於倚賴自動導航了，就像無人駕駛的汽車，或是沒有主管的企業，沒有人在顧店。短時間裡，你可以這麼做。但是你可以想像，長期下來，這麼做是行不通的。過動成人往往只是對內在與外在發生的事情做出反應，而不是更主動積極、仔細思考、刻意的行為。就像無人汽車，他們歪歪斜斜地撞上護欄、瘋狂超速、闖黃燈或停止標誌，因為他們沒注意自己在做什麼。

在我們的社交世界裡，自我控制、深思熟慮，與有意為之的行動是很可貴的，因為它們有利於促進那些對我們長期福祉有利的行動。太常倚賴自動駕駛將會為社交、教育、經濟和職業帶來災難。衝動行事、隨波逐流，完全不顧將來地活在一個又一個的當下，並全力以赴——如果是在度假時這麼做，確實很刺激。但在日常生活中，如果你期待成功，希望獲得快樂、有效率、有產能的人生，這絕非好方法。功能大腦遇到過動症就麻煩了，其中一個原因就是第一個執行功能（自我察覺）的功能不良，於是導致接下來的「系統失敗」，無法抑制衝動、必要時無法讓自動運轉的腦子停下來。令堂給你的忠告是對的：「停下來，先想一想，再採取行動！」但是你無法「想一想」，除非你能夠**停下來！**

執行功能二：抑制或自我控制

遇到新的狀況、出乎意料的事或是優先順序改變時，你需要能夠抑制自己的自動行為，在環境的改變和你的回應之間，稍作暫停。暫停讓你有時間思考，思考則讓你可以主動積極地作出回應，而不是對事情一律做出自動反應。「抑制」將舞台準備好，讓你能夠考慮自己有哪些選擇、是否要對事件做出反應，以及何時或如何做。思考給了你自由意志——就是在各種可能的行動中，做出選擇的能力。過動成人的主要症狀之一就是缺乏衝動控制或抑制。

如果不能抑制自己，就不可能做到自我控制。自我控制指的是所有為了不流於自動化、人針對自己所採取的任何改變行為的行動。這麼做有利於之後讓好事發生的可能性——無論是獲得更多的回報，還是避免更大的傷害。也有機會導致更好的未來，不管那是明天、下一週、下個月，或是下一年。當我們自我控制，我們是看著未來在調整當下的行為。在那個未來，如果一個人能夠預見並做好計畫，從而將成果最大化，就能得到許多獎賞並避免危害。沒有衝動控制，這一切都不可能發生。

很多過動成人非常衝動。他們停不下來，所以不太可能去思考。如果他們採取行動之前不先思考，就無法像別人一樣地改善自己的未來。旁人會看見諸如不經大腦、心不在焉、思慮不周、非理性或不成熟……這樣的衝動行為，因為旁人很容易就做到停下來、三思而行。他們不瞭解為什麼過動成人做不到。在他們眼中，過動成人只是做出糟糕的選擇，非常缺乏自我紀律。

「我伴侶的母親告訴我，她兒子（我的伴侶）有過動症，常常因為沉迷於電動，玩到忘記準備上學，結果趕不上校車。即使現在，他已經成年了，在做網頁設計的工作，我還是常注意到，他停不下手邊有趣的事，轉而去準備工作或開始一個必須完成的重要計畫。」

時間到了卻無法停止有趣活動，並轉而做更重要的事這個問題，與過動成人的缺乏抑制有關。這個症狀往往令人感到意外，因為大家都誤以為如果注意力缺失，那麼他應該經常在各個未完成的事情間跳來跳去。但有些時候，過動成人會對某項活動過度堅持，超過了他們應該停止的時間點，不肯停下來去做他們需要做的事情。過動成人會堅持做下去的事，往往是好玩或有立即回饋的事，所以他會一早起來就一直玩電動，忘記準備上班或答應要做的家務事。他也可能在付費頻道一集接著一集看有趣的電視劇、掛在網路上、持續收發簡訊、不斷滑臉書並發表文章，或是一直在智慧型手機上花時間玩各種有趣的應用程式。即使有必須完成的工作、必須遵守的期限或與人有約，他都可能在做以上任何一件事或每一件事。當時間到了，該放下好玩的事情，他卻做不到。

有些專家稱之為「過度專注」（hyperfocusing），好像是過動症的優點似的。事實上，它長久以來都被認為是大腦執行系統出了問題。應該打住卻繼續堅持不是優點，而是問題。它可以令人的行為模式變得僵硬。他們堅持要做現在應該停下的事，並將其行為轉移到下一個需要完成的活動上。

執行功能三：短期記憶

「我的女朋友很可能有過動症。她的短期記憶非常差，如果不寫下來，就不會記得別人對她說了些什麼。有人跟她說話時，她總是把需要記得的事情寫在筆記上。她經常站在提款機前面，或是要加油的時候，忘記信用卡的四位數密碼，即使她已經用那張卡好幾個月了！我只好用我的信用卡付帳，或是借她現金。幾個小時之後，她又忽然記起來了！」

經常忘東忘西和傳統理解的記憶力無關（也就是長期的資訊記憶能力）。問題存在於一種特別的記憶，稱為工作記憶（working memory）。工作記憶包括積極地記住你該做什麼，以及有關計畫與目標的任何相關細節。它由心理訊息組成，應該要能引導人為其目標或指定任務的行動。基本上，就是「記得要做什麼」。

過動成人會忘記她應該要做什麼，忘記當時的目標或應該執行的任務。例如她去銀行兌現支票，但忘記填好資料；男性櫃檯服務員提醒她，結果她和服務員開始打情罵俏，最後忘記拿錢和支票簿就離開了。因為分心，使她脫離原本有目標的行動。她脫離軌道，從一件事情跳到另一件事情，很少完成任務，或是根本沒有完成任務。她的工作記憶非常弱，無法一直記得她朝向既定目標需要做些什麼。部分而言，第一章裡描述的「無法長期保持專注」，其實就是無法堅持達成目標或指定的任務。「缺乏堅持」部分來自工作記憶缺損，她無法記得自己應該做些什麼才能完成任務。

過動成人似乎是受周遭環境的支配，而非他自己打算做什麼的想法。在計畫好的一連串行動中，他可能不記得自己為什麼要走進房間，或剛才做到哪裡了。四周發生的小事情讓他分心，忘記自己原本在做什麼。四周環境比他原本的計畫或想法都更能掌控他的行動。

外在世界會主導他的行為、引導他的行動，從一件事到另一件，幾乎沒有心智控制能引導這些行為回到它們原本的目標上；原始目標受到干擾、打斷、遺忘，然後他乾脆完全脫離原本的計畫，看到什麼就做什麼。

「我的妻子沒有工作，朋友非常少，來不及趕上跟醫生的約診，也因為無法遵守任何承諾而擬定任何計畫。有了孩子之後，這變得非常困難。」

過動成人的健忘會讓他無法像別人一樣遵守指示、規則、承諾、指導或任務。部分來自上一章提過的動機。過動成人可能沒有好好聽指示或要求，因此之後不記得照做。如果他們根本沒聽到，也就無法期待他們記得做了。但是，健忘不只是注意力的問題，也不是語言問題。過動成人可以瞭解別人對他說的話，或是他們同意要做什麼。

過動成人的工作記憶很差，而工作記憶是記得我們獲得了什麼指示、或同意去做什麼。如果工作記憶（記得要做什麼）有缺損，患者就無法記住做事的規則、指示或承諾。他們周遭的世界主宰了他，讓他們做別的事情。這不是出於意志的決定不服從，不是故意打破承諾。他們不像一般人，他們的心智力量（規則、指示）就是不夠強，無法引導他們的行為。

過動成人瞭解別人告訴她的話，或是她同意做的事嗎？是的，通常是瞭解的。之後問她，她可能記得起來剛才聽到的指示。但是這個理解能夠在適當的時候控制她嗎？不能。那是工作記憶的功能，而過動成人的工作記憶並不好。

「我丈夫是平面設計師，他無法管住思緒，似乎也無法在聽別人對他說話時，最後能不神遊千里之外。」

和注意力、分心、衝動、健忘（工作記憶）問題相關的，還有是否能夠完全理解自己看到、聽到與讀到之資訊的問題。我們只期待兒童從他看到、聽到和最後讀到的資訊中學到最明顯、具體的資訊，但是當我們逐漸長大，我們期待能夠處理更大量的資訊。我們可以把資訊記下，以便之後處理。我們運用工作記憶做這件事。如此一來，我們能夠掌握事物更深的意義。聽了故事之後，我們可以理解故事的要點；看了電影或教育影片之後，我們可以理解其中的意義；讀了一本書之後，我們可以理解其中的癥結、情節與重點。這一切都需要我們不僅僅能夠瞭解，還能在腦子裡連結許多相關資訊，並加以整合。這樣我們能看到更大的意義、故事中的情節演變、牽涉到的各種角色、情節發生的時間順序，以及所有事情發生的更大脈絡。

也就是說，複雜事物的更深意義需要我們將所有看到、聽到、讀到的重要資訊都記下，才能試著真正理解。如果你無法像別人一樣專注，你的工作記憶很糟，無法記住事情，令人分心的事又很容易打斷腦中有限的思緒，那你就無法從看到、聽到、讀到的事物中，像別人一樣獲得那麼多資訊了。過動成人就是無法像別人一樣，從自己看到、聽到、讀到的複雜資訊中獲得同樣多的理解。

或許正是這個原因，過動成人比一般人更不會為了娛樂而主動閱讀、看很長的電影（例如紀錄片或教育片）、聽很長的故事，或聽演講。需要的時間越長，他們越難從中取得正確資訊，之後也就越不願意參與了。

你可以想像，長此以往，注意力和工作記憶的問題會對患者的學習（知識）造成影響，例如她的學業成績，或是從學校學到多少資訊。以她的聰慧程度和家庭背景而言，這個問題致使她遇到更多的教育困境，最終獲得更低的教育程度。她的職業越需要持續專注、工作記憶、更深刻的理解，她在工作上遇到的困難就會越多。

執行功能四：時間管理

「我總是記不住時間，我不知道如何處理生命中這個無形而重要的部分。」

過動成人似乎不會注意到時間。他們似乎無法感覺到時間迫近，不會開始準備、即時完成任務，無法理解要花多少時間做一件事，或是他們需要多少時間才能到達某處。他們也不會注意到未來。正如我之前提過的，對於過動成人，重要的只是現在。他們只會注意當下周遭發生的事，以及他們正在想的事，所以經常上班遲到、無法準時赴約、無法準時交報告、上班遲到、趕不上開會。過動成人似乎對時間無感。他們經常無法守時，無法守住與別人在時間上的承諾，遲繳帳單，或是根本沒繳。因此，當截止日期接近，過動成人往往沒有準備好。他們似乎迷失在時間裡，沒有定點，沒有時間觀念，也不知道如何用截止期限告訴自己應該做些什麼，以面對重要、立即的未來。他們看不到也想不到之後應該做的任何事情。當他現在決定要做什麼的時候，他不會想到為未來做準備。一旦時間到了，他們常常感到意外，準備不足，必須趕在最後一分鐘完成任務。一般人知道任務何時到期，早就先完成了。

過動成人的人生充滿許多原本可以避免的危機。許多事情都被放到最後，到了晚上十一點才開始努力；然後她會發現已經太晚了，無法在期限前完成。期限就要到了，該做的事情還沒完成，或是做得很草率，令人無法接受；需要的材料不在手邊，或是還沒有整理。這時，過動成人感到很大的壓力，像是瘋子似的趕工，把材料胡亂湊在一起，希望可以過關。這種亂湊合很少有效：做得太少、太晚，也太差了。

這是很嚴重的問題。我們都知道，越往後的人生階段，時間對生活越重要，直到退休。每一天都有需要完成的事情，我們必須做好準備，迎接立即、長遠的未來。我們用鐘錶、月曆、清單、每日計畫、智能科技、電腦以及許多其他產品，協助我們及時完成各項任務。青春期過後，社會和工作的責任越來越多，大家越來越期待我們能夠準時、及時、超時地完成份內的責任，為了即將到來的未來，以及我們對別人的承諾做好準備。人類行為時程上的任何缺損都可能造成長遠的影響。這些影響從可能無法完成修課、無法完成學位，到失業、失去朋友、失去親密關係或婚姻、失去財產、信用不佳，以及一般性的失去各種機會。這全都是因為過動成人無法處理時間，對於未來的事情無法做到準時、及時、超時。簡言之，她對時間無感，對於未來缺乏遠見。

執行功能五：情緒上的自我控制

「我很容易生氣（從小如此），我的忍耐力很弱！過去的六、七年裡，我因為火爆行為失去了所有的好朋友。我覺得周圍所有的人裡面，我是最不受歡迎的一個。我總覺得我是父母和親戚最不喜歡的一個孩子，因為我的脾氣很糟……」

過動成人不但說話和行為都很衝動，遇事的立即情緒反應也一樣。日常生活中，大部分事情不會讓我們有情緒，但有時候，一天裡可能有一、兩件事會強烈刺激我們的情緒，例如挫折的、令人生氣的事情。當這個刺激發生，過動成人可能反應很快，顯露出他立即的情緒，而不是呈現情緒控制。他無法先好想一想。他不控制自己強烈的情緒，不試圖用比較能夠被社會接受的情緒反應表達自己——雖然長遠來講，情緒控制對他比較有利。過動成人受到事件或他人的刺激時，會不遮掩地讓大家都看到他的情緒。

這些情緒也可能來自幽默、喜悅、情感豐富、有趣或其他正向事件的刺激。但是過度地開玩笑、享樂或情感流露也都會有社交代價，雖然不像負面反應——例如沒有耐性、挫折、敵意、憤怒，或許多過動成人經常自動冒出來的攻擊性——那麼災難性地影響社交名聲。過動成人情緒強烈且不穩定，遇到一點點挫折、社交困難或刺激就很容易爆炸，其他人不會想和他長期保持關係，甚至會完全疏遠他。如果整天不斷地抱怨各種小事，別人不會肯長時間忍受他。因此，大家有時會認為過動成人太難相處，或太戲劇化，需要積極管理，這是因為他們會過度反應、情緒上不成熟、容易生氣、太容易失去耐性。別人必須積極處理他的問題、安撫他、管理他的情緒，因為他們情緒自我管理的能力有限。

一旦成年，我們會抑制初始的情緒反應，運用暫停時間來修正、調整、改變遇事的情緒反應。我們的內在會爭辯我們感覺如何、為何有這個感覺、應該做什麼，最後產生調整過的、對事件的最終情緒反應。如果合適的話，我們可以把情緒強度調弱。

我們可以和自己講道理、重新評估事情的重要性，調整到比較平和的強度。我們可以運用視覺想像和自我對話來想像其他更正向、更和平或更喜悅的情況，協助自身更快平靜下來。這會幫助我們更能被社會接受，因為我們沒有衝動地展現一開始的強烈原始情緒。如果很憤怒，我們可以從一數到十，想像一個讓自己快樂的地方或事情，例如過去的正面經驗，然後進行自我對話，讓自己安靜下來，之後才對讓我們有情緒的事件真正做出反應。這就是情緒上的自我控制。

過動成人的情緒控制非常困難，他們缺乏控制自我情緒的執行力。如果你想要交朋友或維持友誼、親密關係和工作的話，情緒自我控制就非常重要。過動成人經常表現強烈或誇大的情緒，過動兒童更是如此。他們對挫折、挑釁、有壓力的狀況，表現出缺乏調節的情緒。別人會想到後果，想到社會對他的接受度，於是減低或完全消除了這些感覺，但是過動成人則不會想那麼多。他們會展現過度的情緒，或是相當原始並衝動的感覺，導致重要社交衝突，最終遭眾人排斥。

過動症不像躁鬱症、思覺失調症或自閉症，他們的情緒並非異常或不合理。很多時候，我們的感覺其實可能跟他們一樣，只是他們的情緒表達得太快、太強烈了。在同樣的情況下，他們的情緒比一般人較為缺乏調節（不成熟）；簡言之，我們可以理解為什麼過動成人有這種感覺。換成我們也一樣。只是我們不懂，為什麼他一點都不克制、反省、調節強烈的原始情緒，就這樣表現出來。他們似乎無法像一般人那樣快地控制住自己的情緒，冷靜下來。

執行功能六：自我動機

「我兒子二十一歲了，還在一家全美最棒的大學讀工程。他覺得學校無聊透頂，自己是在浪費生命和潛力。他幾乎不念書，成績很糟。我知道他很聰明，但是太容易覺得無聊，他自己都受不了。他知道，只要他能專心唸書，就能對世界做出貢獻、釋放才華與潛力。我們能夠為他做些什麼嗎？」

面對常規或無趣的工作與活動，過動者往往缺乏動機。他會尋找更有趣的事情，尤其是能迅速提供回饋的那些。他經常分心，去做更刺激卻不重要的事，而不是繼續努力在比較無趣卻需要完成的工作上。

許多過動成人喜歡追求感官刺激，總在尋找任何可以提供短暫刺激或娛樂的事情，哪怕它們經常與工作或其他責任有所衝突。我們經常聽到過動成人超速——機率高於一般人。他們會更常參與危險的活動，例如極限運動（競速滑雪、跳傘、極限滑雪板、賽車等等）。過動成人有時會過度專注於感官電玩，甚至成癮。或是在網上花太多時間看社交媒體，或是用手機傳簡訊。但是，即使他們一開始很熱中，久了也會失去興趣，而且速度會比一般人更快。他會開始尋找下一個有趣的事物。他們的人生充滿執行到一半的計畫：當時覺得是個好點子，後來很快便失去興趣，很少能夠完成。

過動成人的時間管理困難導致另一個重要問題：他們比較不顧或不在意未來的後果。如果你無法像別人一樣，擁有先見之明地看到未來，那麼，未來對你的意義就不大。對於過動成人而言，更大、之後才發生、更重要的人生後果，反而比不上當下、更小、更明顯的回饋。如果你像過動成人一樣，無法思考或重視之後更重要的後果，你也不會在乎的。你不會像一般成人那樣，長期努力以獲得獎賞。你會一再地放棄為了獎賞而多出來的工作，選擇比較簡單、短期的那些，以獲得更快、雖然更小的獎賞，或是逃避立即的小小不便。簡言之，過動成人無法像別人一樣延遲滿足。

無論是職場、學校或人生，大家都注意到，過動成人常常較不努力、工作時間較短、工作時經常走捷徑。大家覺得她比較缺乏應有的動機、決心、驅策、堅持與紀律。大家認為這是一個選擇，是個人的決定或道德瑕疵，並歸咎於家教問題。他們不會認為這是**腦部執行功能的神經缺損**。

你可能曾經陷入此道德批判，現在，你至少可以用新的角度重新看待這一切了。你現在知道，這些問題是腦部執行系統出了問題，產生自我控制問題的神經症狀，而不是刻意選擇不負責任或不成熟。你現在瞭解「不肯」和「無法」之間的差異。「不肯」意味著過動成人如果願意，就可以改變，只是他選擇不要；「無法」意味著他的腦部功能系統有著天生的生物限制，無法輕易改變。

有許多社交技巧和禮儀規則必須建立在我們的自制能力、自我覺察、前瞻以及延遲滿足上。基本上，我們必須能夠注意自己的未來，例如能夠分享、合作與互惠。我們做這些事，因為知道未來可能再度遇到這些人，因此合作的行為能產生互惠。我們都知道這些重要社交技巧是許多社交關係的基礎：與家人、朋友、同事，甚至偶爾認識的人，以及陌生人。使用這些社交技巧可以改善我們的生活，促進長遠的福祉，減少與別人非必要的衝突。

一旦知道過動成人腦部執行系統有缺損，就可以瞭解他們為什麼可能在家庭、社交圈和職場遭遇困難。他們搞不定諸如分享、合作、輪流、回饋別人、信守承諾這些重要的社交技巧。

事實上，無法等待、無法延遲滿足的特質，就是我們說的「衝動」。衝動的人似乎低估了未來的價值，而且高估了當下以及不用多麼努力就可以獲得的小小獎賞。如果他把多餘的錢存起來或投資，他可能有機會賺些利息；但是他寧可現在就把錢都花掉——這種態度不僅出現在金錢、存款、信用和帳單上，也出現在其他方面。如果像過動成人這樣，總是想獲取立即的回饋，在社會、教育和職業上的地位都將難以有所進展。

執行功能七：自我組織

「我哥哥有過動症。雖然他創業成功，卻非常缺乏組織能力。他從來不知道他需要的東西在哪裡。他經常犯下粗心的錯誤。若不是他的行政助理知道他會需要什麼，幫他保持秩序、提供他要用的東西，他就無法這麼成功了。」

過動成人如此容易分心、感到無聊、較無法維持專注，所經之處都會留下一團混亂。他們用過的東西常常就留在原處沒有收好，例如忘記把車鑰匙掛回後門的鉤子上、把用髒了的盤子和咖啡杯留在屋裡各處、亂放錢或其他值錢的物品（例如手機）。他們無法好好完成已經開始的任務，生活空間中充斥著未完成的事物，讓比較有組織的同居人或同事感到惱怒。他們的家和工作場所都很雜亂，缺乏組織。

過動成人生活中的雜亂，和有囤積癖的人不同。有囤積癖的人會持續收集沒有價值的物品，無法丟棄。過動成人則是堆積了大量未完成作品的殘骸。這些東西散放各處，他們打算隨時回頭完成，卻永遠沒有做到。

與缺乏組織有關的問題是做計畫和解決問題的能力。計畫和解決問題需要能在面對當下、以及未來即將發生的問題時，產生很多想法並做出最佳選擇，同時還要能決定各個步驟的最佳順序。進行這種腦力遊戲時，你必須能在腦中分析、重組各種資訊。如果你缺乏組織，就很難辦到。

過動成人不太做計畫，也不太會解決問題。因此，他們會抱怨，不但腦子是一團漿糊、缺乏組織、工作記憶較差、無法記住資訊，而且無法像別人那樣快速操控資訊，以計畫可能的行動或解決問題。這些限制將造成工作和教育上嚴重的負面效果。工作及教育上的成功，特別仰賴心智上解決問題的能力。

執行系統：整合一切

讓我們簡單複習一下。腦中有一套執行功能協同工作，讓成人能夠控制自己的行為，有效符合社會和職場準則，改善長遠福祉，準備好面對未來。這些功能相當於我們腦中的多功能瑞士小刀，在未來獲得成功。

看看以下列出的功能，想想你所愛的過動成人，問問自己：他在這些方面有沒有明顯的困難？把有困難的項目勾起來。他有些什麼問題呢？

□自我覺察

□抑制與自我控制

□工作記憶

□時間管理
□情緒的自我控制
□自我動機
□計畫與問題解決

過動成人在這些心智功能上的缺損，就是過動症表面下的問題了。這些缺損導致我在第一章中提到的、更明顯的表面症狀。瞭解執行功能缺損可以協助你明白，為什麼過動症是如此嚴重的障礙。執行功能缺損會破壞組織能力，使人無法完成目標或工作，無法好好為未來做準備。

第三章

成年過動症的事實

過動成人的親友往往會對過動症提出一大堆問題，我在此回答一些最常見的問題。

我們怎麼知道成年過動症是真的疾患？

有的人會說：「我不相信過動症真的存在，這只是為自己不良行為找的藉口。」很多人假設，必須有客觀的實驗測試，才能說某種異常為真。這種想法非常荒誕。事實上，任何精神異常都沒有實驗測試，甚至連許多醫學疾病也沒有實驗測試，例如常見的頭痛、背痛、胃痛，更別提早期的阿茲海默症、多發性硬化症、紅斑性狼瘡以及其他疾病了。缺乏測試並不表示疾病不存在。疾病的發現，一開始一定是症狀的描述，然後科學家才尋找病因。幾年甚至幾十年後，臨床科學才可能發現重要的客觀測試。

真正的疾患包括了（一）人皆有之的心智能力運作（心理適應）失常或嚴重缺乏並（二）對個體造成傷害。就是這麼簡單。過動症確實符合這兩項標準。讓我們先看看第一點。過動成人缺乏一般成人的某種（或某些）典型心智能力。我在第一章已經提過，大量證據顯示過動症患者在專注力（無法維持專注、容易分心）和抑制（衝動、過動）上遇到明顯的問題。這些是每個人普遍皆有的能力，過動者在這些方面的發展卻不足。數以千計的科學文獻都證明了這一點。你在第二章看到了，過動者還不是只有這些明顯的心理功能問題。他們的腦部執行系統或執行功能出了差錯。所有人都有前額葉，也稱為執行腦，提供上一章中討論過的那些執行心智能力。這些執行能力讓我們能夠自我控制。過動者在這些能力上較弱。就像有些人視力較差，或是沒那麼擅長運動、數學或藝術，或是身高不如人，有些人的執行功能較缺乏。當他們在該功能上大大低於其他人時，將損及許多生活主要領域的有效功能。這時它就變成了疾患。我在下一章會提到，數以百計的研究獲得無庸置疑的證據，顯示過動症和前額葉執行腦發育不全和功能缺損有關。證據顯示，過動成人的執行功能比一般人差。

過動症符合有效疾患的第二個標準嗎？它與對個體的傷害有關連嗎？這裡的「傷害」指的是死亡率提高、受傷率提高、個人痛苦（明顯的生活品質降低），與有礙生活重要活動（對我們的生存與福祉極為重要）——包括家庭與社交的正常運作；教育；

職場工作；財務管理；正常的性生活；教養下一代，和約會、婚姻或親密的同居生活，以及其他成年人的日常活動。在所有這些傷害中，只需一件被科學地認定就好，而以過動症來說，前述這些都比一般人面對的風險更高。第五章會進一步說明這些損害。它們就是罹患成年過動症的後果。你可以看到，過動症顯然符合真正心智疾病的兩個標準條件。過動症是真的。

成年過動症有多麼常見？

有五％到八％的兒童，以及三％至五％的成人會罹患過動症。這些數字表示的是人口中符合過動症診斷的比例，而不是真正得到診斷或治療的比例。許多人可能有精神疾患，卻沒有經過診斷或治療。在美國某些地區，可能很難獲得過動症的診斷與治療，更別提世界其他國家了。美國各州以及世界各國的人獲得過動症專業協助、診斷及治療的機會不一，有些地方能夠有專業協助，有些地方（例如鄉下或窮困地方）沒有合適的專業服務，許多人從未獲得診斷。以哈佛醫學院的朗．凱斯勒（Ron Kessler）、我以及其他同事於二〇〇六年進行的一項研究[4]為例，調查了大量的美國成人。我們發現，九〇％符合過動症診斷的成人，從未接受過臨床診斷或治療。那時的專業人士對成年過動症的診斷過低，許多專業人士根本不知道成人也可能有過動症。

而且，專門診斷和治療成年過動症的診所非常少。現在服務已經進步很多了，但是大部分的過動成人還是沒有獲得診斷與治療。

過動症有性別差異嗎？

兒童期，罹患過動症的男孩人數是女孩的三倍。到了成年，性別差異幾乎消失。目前並不清楚為什麼過動成人的男女比例趨於接近。

這個疾病是否如同某些就女性過動症患者為主的書籍所言，在男性與在女性身上有所不同呢？其實並沒有。男女的症狀是一樣的。不過，男性過動成人有更多的攻擊性、違抗和危險行為。他們比較可能發展出行為相關的異常，例如行為規範障礙、對立反抗症（oppositional defiant disorder, ODD）、反社會人格異常。他們也比女性更可能開車超速、因為發脾氣而發生交通糾紛、更常牽扯進犯罪或使用毒品。反之，過動成年女性比較不會有這些問題，但是會有焦慮、憂鬱、病態飲食（暴飲暴食、厭食）的問題。但是，這些同時也是一般人口中的性別差異，不是過動者的性別差異。而且，這些問題在過動者身上，比同性的一般人更為嚴重。例如，過動男性可能比過動女性更可能開車超速、使用毒品、有攻擊性，但是無論男女過動者都比一般人更常有這些行為。焦慮與憂鬱也是如此，在過動女性身上比過動男性身上更常見，但是無論男女，過動者的焦慮與憂鬱比例都要高於一般人口。

美國是唯一有成年過動症的國家嗎？

不是。直至目前，所有國家和族裔都有成年過動症。這是全世界各地都有的疾病，即使某些國家缺乏診斷與治療。過動症在都市和人口聚集處的好發率較高，郊區及鄉下較低。各個社經階級都有過動症，但是工人階級的比例又稍微高一點。

過動症症狀永遠不會消失嗎？

不一定。在大部分情況（但非全部）下，有些症狀確實很明顯，但是有些過動症症狀也可能隨著不同狀況而有所不同，這要看情況的本質和脈絡，以及患者在做什麼（或應該在做什麼）而定。遇到下列情況時，過動症症狀可能較不明顯：

註4：Kessler, R. C., Adler, L., Barkley, R. A., Biederman, J., Conners, C. K., Demler, O., . . . Zaslavsky, A. M. (2006). The prevalence and correlates of adult ADHD in the United States: Results from the National Comorbidity Survey Replication. *American Journal of Psychiatry*, 163, 716–723.

- 做新的、有趣的事情，而非一直重複、非常熟悉或無聊的事情；
- 做需要專注的心智活動時，可以同時移動、扭動身體或保持身體活動；
- 做他們喜歡的活動，覺得有回饋；
- 可以得到立即的獎賞、成果，或期限馬上要到了；
- 有人督導或是在小團體裡，而不是獨立作業；
- 有一對一的互動，或是有人完全專注在他身上；
- 不用等待某件事情發生；
- 可以每次完成一點，經常休息，可以自己設定進度；
- 腦子不用一下子記住很多資訊；
- 步驟都寫下來了，放在前面；
- 不牽涉到強烈情緒。

知道這些，你可以協助患者創造合適的情境、減少或消除會讓過動症症狀加重的因素，刻意創造能減輕症狀的因素。

有不同種類的注意力困難嗎？

有可能。有些臨床工作者將只有專注力問題、沒有過動或衝動的患者診斷為注意力缺損症（attention deficit disorder, ADD）。或稱之為過動症——最新診斷手冊裡的注意力不足亞型或「表現」（presentation）。新的研究顯示，這些人的注意力缺失也許真的和典型的過動症患者不同。最新的DSM-5[5]以及其他診斷手冊中，尚未將這另外的注意力問題正式列為疾患。但在一九八五年（最早也可能是在一七八九年）便已首次發現了它。在診斷為患有過動症的臨床轉診病例中，尤其是被稱為注意力不足亞型或表現的病例，占了多達一五％至三〇％或更多。更仔細檢查後，患此症狀的人們又和典型的過動症患者極為不同，學者現在稱這種新的注意力問題為「認知步調遲緩」（sluggish cognitive tempo, SCT）。我曾經建議改稱之「專注缺失疾患（或『症』）」（concentration deficit disorder），聽起來比較沒那麼帶貶抑。但這只是我在二〇一四年提出來、鼓勵其他科學家採用的詞彙。他們尚未這麼做，所以目前仍然是ＳＣＴ。

ＳＣＴ和確診為過動症的人在很多方面都不一樣。也因此許多研究者，包括我，

註5：American Psychiatric Association. (2013). *Diagnostic and statistical manual of mental disorders* (5th ed.). Arlington, VA: Author. http://dx.doi.org/10.1176/appi.books.9780890425596。

認為SCT應該與過動症中的注意力問題區分開來。不過，兩者各自的案例，可能會有一半彼此重疊。以下列出我們在過動症與SCT之間的研究中，目前看到的差別——它們更常見於SCT：

◎**不同的注意力症狀**。確實，SCT的有些症狀甚至與過動症患者相反。包括了：

- 經常做白日夢；
- 經常看起來心不在焉，脫離現實狀況；
- 經常盯著什麼看；
- 經常動作慢、活動力低、慵懶、愛睏、緩慢；
- 經常看起來很容易困惑，腦子像漿糊一樣；
- 不過動；
- 不衝動、不缺乏抑制；
- 反應慢；
- 處理資訊很慢，並容易出錯；
- 專注力不佳，無法分別資訊何者重要、何者不重要；
- 很難記住已經知道的資訊（長期記憶的搜尋有問題）；
- 和過動症患者相比，自我控制及執行功能的問題非常少，大部分是缺乏組織；

・通常比較沉默、害羞、焦慮、退縮，因此容易被忽視。但他們不像過動症患者常直接被排斥。

◎危險行為的模式與有時也並存於過動者的其他毛病不同。這些模式包括：

・很少出現對立反抗症（過動症患者就很常見：六〇％—八〇％）常見的攻擊性；

・比較少反社會或有行為規範障礙（conduct disorder, CD；包括經常說謊、偷竊、打架、犯法等等），過動症患者就比較常出現行為規範障礙（二五％—四五％）；以及：

・比一般人以及過動者都更容易焦慮和憂鬱。

◎學校成績不佳，但與過動者的方式不同。可能是SCT的緣故，他們寫功課比較容易出現錯誤。相對的，過動者的問題多在生產力部分，或在時限內能完成多少作業。

如果科學文獻中繼續累積二者間的差異，有一天SCT也許會出現獨立的官方診斷。而目前，這似乎只是成人另一個需要更多研究的注意力問題。

SCT的成功壓力

做了一些研究後，我確信自己是ＳＣＴ，因此我一輩子都在跟動機、找尋意義、逃避無聊，想著自己到底是哪裡有問題才會沒辦法定下來在奮戰。我打心底知道我不是懶惰或笨，但我腦子裡總是有個黑洞，動機、目標、野心應該都在那裡面。不知怎的我就是無法像別人一樣找到它們。這令我打心裡麻木不仁，好像被關在一個大的玻璃窗後頭，看著卻無法理解。我的父母和朋友經常說我應該「安定下來」或「長大」，好像我能選擇似的。如果可以，我也想啊！他們似乎無法理解，我就是做不到。這不是一個選擇。有時候，說自己有纖維肌痛或慢性疲憊還比較簡單一些。他們似乎比較能夠理解和接受這個。只有我知道，疲憊的是我的腦子，**不是**我的身體！

隨著年紀越大，狀況似乎越糟（我今年四十歲）。我的朋友都快樂地組織家庭了，付著房貸，只有我還在做短期工作，勉強餬口，而且把錢都花在了旅行上。旅行是唯一可以讓我感到興奮、開心、逃離的事。我哪裡都去過了。我知道，我不能一輩子都這樣過日子，但是我不知道還有什麼希望，還有什麼復原或治療的機會。

> 我很怕自己老年時變成到處流浪的遊民，一毛錢也沒有，無家可歸。我經常害怕得流淚，就是不知道該怎麼辦。在我母親和祖母的時代，女孩子只需要當一位好母親和家庭主婦就好了。現在，大家期待我像男人一樣，能夠賺錢，成功的壓力真的很大。我就是沒辦法。我真希望事情能有所不同。

有人能夠長大就好了嗎？

是的，他們可以。我和同事的追蹤研究[6]顯示，根據患者和親友的報告，過動兒童到了二十七歲之後，至少有一四%不再出現過動症狀，而且不再為此受挫。我們還發現，如果只根據一個人的報告，不管是出自他們本人或是親友，還有二一%的人長大後便不再受到過動症的影響。所以，總共有一四%到三五%的患者可能從他們的過動症中免疫。即便他們相較於一般人的標準來說，症狀仍算比較明顯的，但已不至於受到其害或符合該疾患的診斷標準了：在我們的患者中，約有四〇%到四五%在青年期達到確診過動症的標準，另有二〇%儘管有明顯的症狀與受損，卻不完全符合所有確

註6：Barkley, R. A., Murphy, K. R., & Fischer, M. (2008). *ADHD in adults: What the science says*. New York, NY: Guilford Press.

診的官方標準。史蒂芬．法洛恩（Stephen Faraone）博士與同事檢驗了其他追蹤研究的報告，得到類似的結論：有些過動兒童長大後可以擺脫過動症，但多數人無法[7]。

有些研究認為，過動症症狀到了成年階段會持續減弱。不過，持續追蹤到中年或老年的研究還很少，很難做出可靠的結論。紐約大學醫學院蕾秋．克萊恩（Rachel Klein）與同事發表的一項最新研究報告[8]中，研究人員追蹤過動兒童三十三年、直到他們四十五歲，發現二二%到三二%的患者仍然完全符合診斷標準，而且其中有達到六〇%的人發展出至少另一種精神性疾患，最常見的是反社會人格及藥物濫用，只有三二%的人沒有任何精神疾患。

最近的一些研究表明，大腦發育與功能之改變可能在那些長大後就不再受過動症困擾的人身上扮演重要角色。額葉（執行腦）某些區域更好的大腦成長與功能改善，也發現與多動症在成年期後的消退有關。

過動症可能和其他疾患一起發生嗎？

罹患某些精神疾病的人會比一般人更可能患上過動症。例如有對立反抗症、行為規範障礙（攻擊性、不良行為、逃學等等）、學習障礙（閱讀、拼字、數學、書寫等等學習遲緩）、躁鬱症、少年犯、成人的反社會人格、抽菸、酗酒與其他物質使用或濫用、抽動症或更嚴重的、稱為妥瑞症（多重運動和聲語型抽動）的抽動症，以及自閉症群類障礙等病史的人身上，常見到有過動症。同樣的，過動症患者也更容易得到這些其他的疾患；事實上，超過八〇%的過動成人同時患有其他疾病。一個原因是這些疾患的基因可能和過動症有關。擁有這些基因的人可能同時擁有兩種疾患。另一個原因可能是這些疾患的神經問題同時也影響了和過動有關的大腦區域。你會在第四章讀到過動症的成因。

要記住的重點

要記得，你所愛之人的過動症是真實的神經發展疾患，而非是一種選擇。與一般人相比，它牽涉到一套思維工具或心理能力（注意力、抑制力和執行功能）的嚴重困難。如果沒有得到治療，將導致日常活動的主要區域遭受傷害、痛苦，與削弱。過動症在許多、不是大多的日常活動的主要領域——如教育、職業力和社會關係等——帶

註7：Faraone, S. V., Asherson, P., Banaschewski, T., Biederman, J., Buitelaar, J. K., Ramos-Quiroga, J. A., . . . Franke, B. (2015). Attention-deficit/hyperactivity disorder. *Nature Reviews: Disease Primers*. Advance online publication. http://dx.doi.org/10.1038/nrdp.2015.20。

註8：Klein, R. G., Mannuzza, S., Ramos Olazagasti, M. A., Roizen, E., Hutchinson, J. A., Lashua, E. C., & Castellanos, F. X. (2012). Clinical and functional outcome of childhood attention-deficit/hyperactivity disorder 33 years later. *Archives of General Psychiatry*, 69, 1295–1303. http://dx.doi.org/10.1001/archgenpsychiatry.2012.271。

來的嚴重不良後果，又更勝其他。它還可能增加早夭或縮短壽命的風險。而且它絕對與受傷機率的提高有關。我們可以看到，成年過動症確實是一種疾患。過動症發生於五％到八％的兒童以及四％到五％的成人身上。童年時，過動的男生比女生多。成年候，男女沒有什麼差別。所有國家、社經地位和族裔都會罹患過動症。

另一種注意力缺失（SCT）可能和過動症不同，但是它們有一半的患者相重疊。其特徵是經常做白日夢、出神、盯著東西看與心不在焉。他們的問題比較在缺乏專注力、無法快速處理重要資訊。不像典型的過動症患者，他們沒有衝動和分心的問題。社交上，他們比較被動、退縮、害羞。我們需要更多研究，才能瞭解這是否為獨立的疾患、如何診斷及治療。

行動計畫

花點時間思考你的過動親友。如有必要，改變你對他們的看法。他們不是刻意選擇行為不良或是不負責任，或缺乏效率，而是在和真正的心智疾患奮戰。他們並沒有選擇要如此。看看你是否可以理解他們為何在生活各個層面都遇到困難。問問你自己，他們遇到的許多問題，是否可能是神經發展導致的缺乏自我控制？瞭解你所愛的成人有過動症，可能幫助你以全新的角度看待他們的人生、問題和負面影響，就像拼圖的一片片終於放在一起。如果想協助他面對他的問題，你就必須全面地瞭解過動症。你需要將他們視為正在努力適應心智疾病的人，不但要更瞭解他們的處境，也要更不加批判、更有同情心，願意協助他們。還好，你現在知道成年過動症可以治療。如果有合適的治療，患者可以過相當典型、有效率、快樂、成功的生活。

現在，想一想可以讓過動症更好或更糟的情況。你和患者可以運用這些資訊，瞭解需要做些什麼才能減緩症狀。找出方法減少他們接觸這些會讓疾患惡化的情況。你也可以讓他們多接觸能幫助舒緩症狀的環境。以下是一些建議：

- **無趣或常規的環境，工作完成後也沒有立即的回饋**。建議你所愛之人試著在無趣的環境中安排更多背景刺激，諸如柔和的音樂、更多照明，與更多的色彩。看在這種無趣的情況下可以有什麼立即的回饋或其他正向的報償。
- **只能一直坐著乖乖待著的場所**。可能的話，鼓勵您所愛的人盡可能減少他必須處於的這些情況下。如果沒辦法，建議他在這種情況下盡量站著，這樣至少還可以移動一點點。或許他可以準備一顆橡皮球，或其他小東西，拿在手上捏或把玩，在聽人說話時保持活動。動作可以是協助他更專注的關鍵！
- **工作冗長又繁瑣的情況**。建議他把工作分成許多的小部分，經常短暫休息，有時站起來、伸懶腰或走動一下。當他們需要比平常更專注，或是閱讀重要文件時，建議他用耳機聽沒有歌詞的柔和音樂。從事辛苦的腦力工作時，偶爾喝運動飲料或其他含糖飲料，例如檸檬汁，協助維持自我控制和執行功能。為什麼呢？因為血糖會升高，為執行腦提供能量。不要大口大口喝，偶爾輕輕啜一小口就好。

- **在需要保持安靜、控制狀況的團體中**。無論是工作、學校或社交場合，盡量加以減少。請參考之前提過的，必須保持安靜坐著的時候，有哪些策略。
- **沒有督導，必須單獨完成任務**。建議他盡量與能夠支持他的人一起工作，協助他專注、完成工作。他可以請同事或上司經常檢查他的進度。他可以想一下，接下來的一、兩個小時裡，他希望完成什麼工作，並公開宣布。如果他答應上司會做，就比較可能真的完成。
- **她必須等待的情況**。可能的話盡量避免這種情況。沒辦法的話，帶些東西在身上自娛，例如捏網球、打毛線、聽音樂、聽網路教學、追劇、玩遊戲等。
- **可能激起強烈情緒的場合**。試著避免和情緒控制有問題、有攻擊性、討厭的人，或總是抱怨、說話總會刺激到他的人共處一室，以免產生強烈情緒。少喝酒，因為酒精會降低衝動控制。如果你也在場，事前和他約好暗號，讓他知道自己情緒已經上來了，需要自我管理、降低情緒。不過，你的提醒必須早一點，他才可能平靜下來。

我要如何改正大家對於過動症的誤解？

我是個三十三歲的男人，是醫院急診室醫生。我從來不像和我一樣聰明、擁有同樣教育程度的其他人那麼有組織、有效率或成功。面對常規工作，我很容易感到無聊。我喜愛滑雪、賽車、騎重機、滑雪橇。我也嘗試過跳傘。我在醫學院受訓，需要選擇專科的時候，我知道我在門診會表現得很糟糕，像是內科、家醫或者小兒科，一天到晚看同樣的那些疾病。我做過急診實習醫師之後，就決定當急診醫師了。我從不後悔。我愛這份工作。

我想，這是因為急診室總是有危急的患者，必須馬上行動。我們必須立即做出決定，否則病人就會死去。腎上腺素爆發讓我能夠專注於手上必須做的工作。在危機中，我們不需要考慮、計畫未來。我們必須把全副心力都專注在必須做的事情上，協助病人。我在這種環境裡表現良好。

不要問我怎麼開車（我開一輛超跑，非常快），也不要問我拿過多少超速罰單。我對理財也不拿手，經常衝動購物，買跑車和重機之類的。以我的收入而言，我的金融信用很普通。我的親密關係也都無法維持長久，因為太容易覺得無聊了。

幾年前，我得到過動症的診斷。我那時在急診室實習，去和專門看過動症的精神科醫師談。這個診斷真的讓我理解，為什麼我的自我控制和個人組織會這麼困難，但我的工作卻沒什麼問題。我知道我真的有麻煩，但與我的選擇或缺乏意志力無關。問題是，有很多同事和朋友根本不相信成年過動症的診斷。他們說這是虛構的，是逃避責任的藉口。我有很多困難，尤其在私人生活上。他們認為我在扮演受害者，不肯努力。我（有技巧地）告訴他們，事實上，有超過兩萬五千篇關於過動症的科學研究發表在專業雜誌上，其中好幾百篇顯示過動症和腦部結構、神經連結與功能有關。我跟他們解釋，早在一七七五年，德國醫學教科書中就有記載了。過動症是科學上已知最受到基因影響的心理疾病之一。我甚至給他們看這些文獻。虛構！哼！他們也都是醫師，尊重科學和醫學雜誌上的研究，我讓他們用網路搜尋、閱讀研究，他們才比較能夠理解。有些人還是不願意相信，就像有些人就是不相信演化那樣。但是其他人似乎真的對過動症和我都改觀了。我特別喜歡網路上的一支影片，一位有名的臨床科學家說，過動症就像「精神醫學的糖尿病」。這是一種慢性的醫學狀況，必須靠生活改變與醫藥，協助患者過更正常的生活。我跟同事和朋友如此解釋：這不是我的選擇，而是生理狀況，我必須努力與之奮戰，需要一直管理才能避免受到其害。大家不會責怪糖尿病患者缺乏道德操守、具有人格缺陷，因為這不是實情。大家對過動症也應該如此。這種態度給了我希望。接受治療，我可以達成一些以前就存在、但是無法達成的目標。

本書的後續各章將提供許許多多有關如何最好地幫助您的親人、關於成人過動症的建議，包括正式的專業療法和藥物。但在更清楚地瞭解所愛之人的過動症本質後，你已經可以看到它是如何引領出一個可以提供給他們的、有幫助的建議，以處理自己的症狀。當然，你的所愛之人必須認識並接受他們患有這種疾病，因此，如果你認為他或她尚未完全接受自身患有這種疾病，請閱讀第九章和第十一章：如何與你在乎的人談論成年過動症。

第四章 是什麼造成過動症？

關於注意力缺失／過動疾患（attention-deficit/hyperactivity disorder, ADHD）的各種成因，已經有很多研究了。科學證據指出，神經和基因的因素影響最大；正式診斷手冊中也認定過動症是神經發展疾患。過去數十年間，逐漸有大量的研究結果讓我們瞭解，腦部和基因如何導致過動症症狀。研究者用各種不同方法研究過動兒童和過動成人的大腦，結果告訴了我們過動症發生於大腦何處，以及腦部發展是出了什麼問題才導致出現過動症的症狀。ADHD 的遺傳學研究也有增加的趨勢，最近的科學綜合研究中則開始將這兩門學科結合，研究中檢視了特定基因和特定大腦結構之建構與操作之間的關聯，以及連結二者的網絡與運作。

同時，過去十年間，並沒有發展出任何可信的、關於過動症的社會解釋。當然，你在媒體或網路上可以讀到一些關於過動症的看法，像是糟糕的教養、差勁的飲食習慣、過度使用電腦、手機，與網際網路本身或許就會導致過動症。但這些都不是真的。舉例來說，針對雙胞胎和家庭的研究清楚顯示，所有人在過動症行為特徵上的大部分差異都是遺傳學的結果——基因的差異。遺傳學無法解釋的特徵上微小變化，最好視作所謂的「獨立事件」：像是個體在早期發育過程中（通常是在出生前）經歷的毒素或感染等生物危害占絕大多數。環境毒素或感染可能導致神經或腦部發展受損。其他的獨立事件還包括了母親在懷孕時攝入酒精或菸草，導致新生兒必須住進加護病房的早產；也包括了三歲以前的鉛中毒、中風與腦傷，而這僅列舉了一些可能破壞大腦發展的生命風險。

我們不是說社會因素不重要。社會因素在個體適應特殊情況時，很可能有某些影響。它們也會對人們的人生歷程風險造成影響，像是傷害到他們的家庭、教育與工作生活。它們全都會部分地受到環境影響。社會環境一定也對個體發展出其他精神疾患的可能性產生影響。不要忘了，社會因素也會影響個體獲得專業協助的機會，以及治療的品質。對於過動症，社會因素主要的影響是孩子受到其害的程度，以及他們發展出其他（共伴或同時存在）疾病的可能性，例如憂鬱、焦慮、對立反抗、行為規範障礙。儘管如此，普遍的證據顯示，這些社會因素並不會導致過動症本身的發生。

成年過動症是神經系統疾病

過去一個世紀以來，研究者重複地注意到，過動症與人腦額葉受傷的症狀極為類似。額葉受損的兒童與成人在持續的注意力、抑制力、情緒和動機調節，以及跨時間的組織行為以為未來做好準備的能力方面，均存在缺陷。你現在知道了，這些全是成年過動症的症狀。過動症起自額葉以及額葉和大腦的其他區域，例如基底核（basal ganglia）與小腦（cerebellum；請參考圖4.1）連結困難方面的證據持續累積。這些大腦區域所涉及的網絡與重要的化學物質及其途徑有關。這些化學物質稱為神經傳導物質，在大腦中循某些路徑運作。過動症中最重要的兩種化學物質就是多巴胺（dopamine）和去甲腎上腺素（norepinephrine），而兩者都受到有助於改善過動症症狀的過動症藥物所影響。

患有過動症的兒童及成人，大腦都表現出特定區域中較低的電流活動、較少的血流量，與較少的氧氣使用等模式。許多關於大腦結構及功能的研究，例如核磁共振成像（MRI），例行地發現特定大腦區域之結構差異——過動症兒童及成人的這些區域相對來說通常較小。更多的最新研究發現，過動者所謂的「白質小結構」（white matter microstructure），即非常小的腦部神經纖維，有缺損和異常發展。這些神經纖維在大腦特定區域深處的各種白質網絡中成束出現，它們就像你看到埋在社區地底的那些光

圖 4.1 （A）牽涉到過動症的人腦區域圖。（B）大腦多巴胺系統——受到特定過動症藥物影響的神經傳導物質系統圖。（C）腦部去甲腎上腺素系統——受到其他過動症藥物影響的神經傳導物質系統圖。

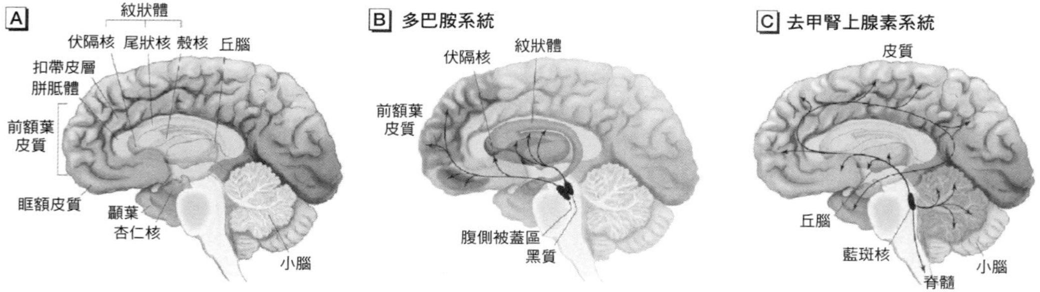

資料來源：*Neuroscience*: *Exploring the Brain* (2nd ed.), by M. F. Bear, B. W. Connors, and M. A . Paradiso, 2001, Baltimore, MD: Lippincott Williams & Wilkins. Copyright 2001 by Lippincott Williams & Wilkins. Adapted with permission.

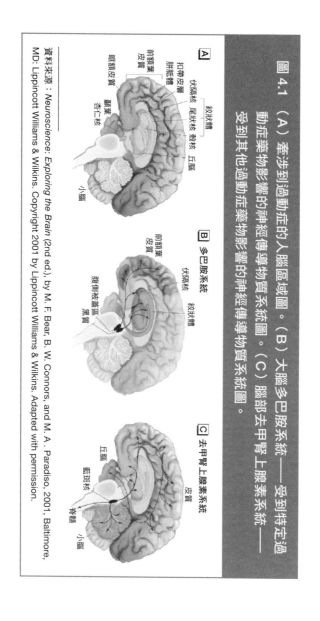

纖電纜，其中包含許多較小的光纖線。這些纖維束和它們的網絡讓大腦各區能彼此溝通。整體而言，過動者的這些大腦區域比一般人小了一〇％到三〇％，而在過動兒童身上，其發展則是落後了兩到三年。不僅連結它們的纖維束較細小、較不活躍，可能也沒有像正常那樣連結到應該連結的大腦區域。

童年頭部創傷可能導致成年過動症

雖然大部分過動症都有遺傳基礎（見下一段），少數個案（二五％至三五％）可能源自早期腦傷或其他阻礙正常腦部發展的因素，包括母親孕期喝酒或抽菸，或其他孕期或生產時的問題，過動症也可能來自早期的高濃度鉛中毒，或母親在孕期或是新生兒誕生之後發生的、少見的、對細菌感染的自體免疫。執行腦的損傷可能來自腦傷、腦瘤、中風等等。早期大腦發展的問題可能有各種原因，許多事物都可能嚴重影響大腦的發展，而它們的共通點就是可能損害或改變執行腦的發展，並引發過動症。

成年過動症主要是基因或遺傳造成

然而，成年過動症的大部分個案並不是因為發展中的大腦受到傷害。那麼，為什麼沒經歷過腦傷的過動成人有特定的大腦區域較小、發展較差，而且運作不良呢？最可能的原因就是這些成人遺傳了此疾患。他們遺傳了與常人不同的、與大腦發展有關的基因。我們怎麼知道過動症主要是一種遺傳疾病呢？證據來自許多不同的研究。

例如很多年前，研究者發現過動兒童的父母和親人有明顯較高的精神疾患比例。過動兒童的親人中，有一〇％至三五％也有過動症。過動兒童的手足中，幾乎三分之一也有過動症。非常多的家長也有過動症，往往只是沒有獲得診斷。一項研究發現，五五％有過動症兒童的家庭中，至少有一位家長也患有過動症。如果一位家長有過動症，四〇％至五七％的孩子也會出現過動症。如果你的過動親友想要生孩子，請記得這個數據。他們的孩子非常可能也會罹患過動症。

對收養的孩子進行的研究也有相似結果。收養過動兒童的父母及親人並不會比一般人口（成人的三％至五％）更容易罹患過動症，但是生父生母那邊的親人有過動症的機率則高出很多。所以，無論過動兒童是親生或收養的，有血緣的親人都更可能有過動症。這個數據強力支持過動症的遺傳特質。

雙胞胎的研究也可以支持疾患的遺傳基礎。雙胞胎研究的數據有助於計算遺傳在各種心理特徵與精神性疾患上的比重。這些研究可以估算出某種特徵（例如過動症）中、個體之間差異的百分比，而這就是人類基因差異。例如我們從雙胞胎研究知道，超過九成的身高差異來自遺傳組成。針對過動症的雙胞胎研究測出，人們不同程度的過動症特徵有七〇%到八〇%是源於這種遺傳因素。有些研究甚至將這個數字提升到超過九〇%。這已經比因人而異的人格特徵、智力，以及其他如焦慮或憂鬱等精神性疾患的遺傳貢獻來得要高。但因為過動症不是百分之百為遺傳貢獻，表示在某些人身上，非基因因素還是有其影響。我之前討論過一些成因，比如早期腦部創傷、孕期遇到的問題，都會強烈影響大腦的發展；這些不是遺傳性的，跟遺傳疾病無關，但它們仍然會造成某些過動症個案。

過動症是遺傳的更多證據來自研究發現，與該疾患有關的特定型態基因在一般人身上也較不常見到。科學家正在尋找引起過動症的特定基因。他們已經鎖定其中大約二十五個（可能會多達四十五個），它們出現在先前相當有可能與過動症有關的研究中。目前已知的基因大部分和大腦調節神經傳導物質多巴胺和去甲腎上腺素有關（見圖4.1，神經傳導物質的路徑圖），其他的則可能以不同方式影響神經細胞，以幫助細胞增加穿過細胞的信號強度（例如腎上腺素*α2*接受器）。更近期，研究人員辨識出了影響大腦發展的基因，那些基因決定神經細胞如何及往哪裡移動，以到達它們正常的目的地，並確保神經細胞得到足夠的養分，而這只是大腦發展的其他過程之一。幾個最新研究掃描了整個人類基因庫，尋找過動症風險基因，並在染色體上發現至少二十到二十五個位置與過動症有關。必須瞭解我們也許都擁有這些基因，只是這些基因的大小（長度）或是當中編碼的訊息序列不同。過動者的這些基因，更可能是在長度或序列上與一般人不同。那些差異影響了基因之於大腦發展、結構與運作的表現。

過動症並非單由一個基因引起，而是結合了多個風險基因。每一個基因都為這個疾病帶來一點可能性的風險。一個人遺傳到的風險基因越多，對大腦的不利影響越嚴重，從而使得這人可能擁有更多、更嚴重的過動症症狀。

好像這個領域的研究還不夠複雜、連臨床科學家也不見得能夠完全瞭解似的，最新的研究還指出，會增加罹患過動症風險的一些特定基因，會和某些環境毒素有複雜的交互作用。舉例來說，如果一名懷孕的母親其胎兒帶有過動症的兩個主要風險基因，相較於沒有這些基因的嬰兒，該名胎兒可能罹患過動症的機率就會高出兩到三倍。我們也發現，如果母親在孕期抽菸，即使胎兒沒有這些過動症的風險基因，將來得到過動症的機率也會是沒有抽菸母親的胎兒的兩到三倍。但最令人訝異的發現是，如果兩種風險都存在（胎兒有風險基因而母親在孕期抽菸），孩子以後有過動症的機率會高達一般人的八倍！這指出帶有過動症某些風險基因的孩子，或許對特定環境因子或風險更為敏感；如果那些危險都發生了，將大幅提高這個孩子發展出過動症的風險——相較於只是擁有過動症風險基因，或只是面臨危險事件的孩子而言。過動症風險基因與其他環境因素類似的交互影響已經發現了，包括懷孕期間的飲酒、遭感染的次數、承受的壓力，以及孩童在早期發展中家庭生活的失序、虐待、忽視和混亂。因此，過動症成因不但很多，而且可能比我們預想的更為複雜。

基因測試終將提供更精準的診斷。如前所述，它甚至可能揭示疾患本身的遺傳亞型，而那或許在過動症的本質或特定類型的損害風險上有著重要差異。遺傳學研究也提供了可能發現新的、更特定的過動症藥物的承諾，更好地從根本的神經問題治療過動成人。而那些藥可能證明是比現今藥物更有效、更少副作用的。但我們還沒到那一步，因此還不需要讓過動成人去做基因測試。

我們知道，多個基因可以交互影響，帶來更多罹病的風險。正如我兒子的故事所示，如果再加上暴露於環境危害中，就會進一步增加一個人罹患過動症的可能性了。

嬰兒時期的健康問題與創傷如何造成過動症

我的兒子二十七歲，罹患先天與後天的過動症。我弟弟（他五十二歲，我六十一歲）是我唯一的手足，他有過動症，我父親也有。我弟弟是律師，仍然需要每天服藥（利他能），才能正常地管理他的私人生活和專業責任。因此相當明顯的是，我的家族為過動症所苦。但我的兒子出生二十四小時內就已經碰上重大健康危機：因為B型鏈球菌感染，造成他呼吸困難、敗血症，與肺部問題。他的肺無法從胎兒功能轉移到嬰兒功能，諸如此類的。他用呼吸器呼吸純氧，血液氣體仍然低於平均。醫生給他麻妥儂注射液（Pavulon），致使他的身體嚴重水腫。他對任何刺激（聲音、碰觸等等）都反應激烈，導致至少三次心臟停止。在新生兒加護病房的第四天，醫生告訴我們，他活下去的機會很小。

他早產了四、五週，但體重有兩千七百九十八公克，新生兒評分（Apgar score）也在八到九分。生產時，發生很多情況使得他吃盡了苦頭，包括脊椎麻醉用藥過量以及使用催產素（Pitocin）。更何況，他出生十二小時內，雖然狀況緊急，卻沒有被立即送到有新生兒加護病房的醫院，因為轉院團隊還在很遠的地方，趕不過來。以他的狀況，也無法用其他方式轉院。他出生的醫院不是第三層級的創傷醫院，所以不能開給他多巴胺。這很重要，因為他沒辦法在關鍵時刻即時獲得需要的治療。

他奇蹟般地活下來了。一歲半的時候，他從樓梯上跌下去，受到輕微的腦震盪。他現在仍有創傷和治療引起的長期後遺症。不過，他現在的最大困難是明顯的過動症，以及由此造成的憂鬱、焦慮以及恐慌。

需要記住的重點

多種遺傳和神經系統原因（懷孕和分娩併發症、後天性腦損傷、毒素、感染，遺傳效應等）均能引起過動症。這很可能是由於大腦發展、結構和功能的某些紊亂所引起的。和過動症有關的神經系統常見路徑已經辨識出來了——執行腦（額葉）及其網絡。過動者的這些大腦區域及其網絡發展較不完備、功能較差，而且受到破壞。這些區域的問題越嚴重，一個人的過動症症狀也就越嚴重。

遺傳（基因）是過動症症狀最大的成因。懷孕併發症、接觸毒素或神經系統疾病也可能導致或加重病情。即使對此疾患沒有基因易感性，也可能得到過動症。一個人可能在孕期暴露於某些生物危害中，像是菸草或酒精，而嚴重破壞了這個最終、一般的腦通道。然而，這種後天性的腦傷僅占過動兒童和成人的一小部分。大部分個案仍然是遺傳所引發。

只有社會因素的話，似乎並不會造成這種疾病。不過，這類因素可能造成其他和過動症有關的疾病，例如反抗、攻擊性、反社會行為，更別提憂鬱與焦慮。環境還可以影響一個人因其失能而受害的程度，以及他們會得到多少治療，與治療的品質。

大致說來，迄今為止進行的研究，為引起過動症的遺傳和發展神經因素提供了有力的證據。在許多情況下，這些因素相互影響，導致或加劇了發展中的過動症易感性。

第五章 未治療的過動症將有何後果？

過動症可以在成人日常生活的諸多領域導致許多不利後果。如果你與他們的例行事務息息相關，過動症就不只是對你所愛之人、對你也會造成影響。在此，我將描述研究所指出的、會受到成年過動症負面影響的各個領域。並非所有成年人都會在這些區塊經驗到功能損害。不過，相較於一般人，過動成人在這些領域更可能碰上麻煩。但靠著合適的治療和你的協助，過動成人通常在這些層面都可以獲得很大的改善。你會看到，如果沒有適當的治療，過動症將對人造成廣泛的負面影響。我也會提到這些問題可能如何影響你自己的生活。

你大有理由擔心所愛之人的過動症——這可以是非常消磨人的疾患。但是別灰心——在已知的心理疾患中，成年過動症對治療的反應最好。這些話並無意讓你感到沮喪或放棄希望，而是讓你知道的確有理由擔心，未經合適治療的成年過動症確實是情況嚴重，並協助你鼓勵你愛的人尋求治療。

學校

「我要如何幫助我那苦苦掙扎的兒子找到成功的方法？他二十二歲了，一輩子都在跟學校奮戰。他現在念的是附近的社區大學，但是表現很糟。他說他想做搖滾樂，而且備感挫折，因為我們這個小社區裡沒有在地的錄音和製作音樂的學校。他想去念幾百英里外一家位在洛杉磯的學校。但我們很怕他在那邊也會失望，或許還惹上喝酒嗑藥的麻煩——就我們聽說過的洛杉磯樂壇。住在洛杉磯的校園裡，聽起來對他就像場災難。」

很不幸的，教育是最容易受到成年過動症不利影響的領域，而且比起在其他領域，影響程度也更為嚴峻。童年及青春期尤其困難，因為這些年裡必須待在學校。但是，如果你在意的人追求高中之外的進一步教育，成年過動症也會為他的壯年帶來不利影響。過動症也會為她現在的生活帶來麻煩，只要她還在參與任何一種成人終身教育計畫：額外的大學教育、技術訓練，或與工作有關的訓練。只要考慮到過動症在抑制行為、專注力、記住自己的任務、抗拒分心、乖乖坐著等方面製造的困難，一切就都合理了。如果你也考慮到第二章講的執行功能缺損，與時間管理、自我組織、問題解決、情緒自控、自我節制，及自我動機上的困難，就會再明白不過。成人在學校或任何教育場域中，若想運作得更有效率，這些心智能力都必不可少。

過動者在完成高中學業前更容易碰上留級（二五％—五〇％）、接受特殊教育（五〇％—八〇％）、因行為不良而被暫時禁止上學（二〇％—六〇％）、開除（一〇％—一五％）及輟學（一〇％—三五％）。因此，他們比較不會去念大學。如果他們去念了大學，也比較沒辦法念完（五％—一〇％，而一般人則是三五％—四一％）。他們缺席翹課的天數較多、高中成績排名較低、高中平均成績較差；如果念大學，比起在一般社區的成人樣本中，他們被當掉的科目也比較多。因此，患有過動症的個體往往比同齡者受的教育要少。當然，那些智力程度更高的人能更好地完成更多年的教育，有些人甚至可以念完研究所，但一般來說，在他們的成長過程中，教育系統對過動症成人常常是非常艱難的情況。

我們都知道，如果沒有取得良好教育，之後會有負面影響。一個人的年薪與畢生賺的錢，和他的教育程度成直接正比。我們也不能忘記，一個人受的教育多寡會決定他能追求的職業類別。舉例來說，高中沒畢業，就無法接觸到很多工作機會或職業類別：這樣的人比起完成高中學業或至少獲得大學學歷的人，在獲得工作機會上會遭遇更多限制。所以，即使過動者最終離開學校，其教育上的困境對他們的成年生活而言，仍可能產生長遠的影響。

工作

「發現我四十九歲的太太有過動症時，真是驚訝極了。但是我終於明白，為什麼她可以得到任何她想要的工作（藥品銷售、國際貿易進口商、電影公司老闆的秘書、電視紀錄片的助理製作人、有執照的股市交易員，諸如此類），卻在一年左右就覺得無聊、決定找別的事做。」

成人生活裡另一個受到過動症負面影響的場域就是工作。同樣的，基於我們在第一章和第二章裡討論過的疾患症狀，以及自我控制和執行功能的欠缺，這也很合理。如果你因為自身的過動症而難以克制自己、容易分心、無法像其他人一樣維持那麼久的注意力、健忘，而且一般來說難以自我控制或規律自身，職場生活顯然會很辛苦。當然，這要看你選擇的工作是什麼。對於過動症患者，有些工作比較友善，例如銷售員或體育老師就更適合他們過動症的相應症狀，這些工作對他們的傷害也比較輕微。如果他是坐辦公桌的、主要在處理文書工作，或是需要管理大量的、有時間壓力的後勤工作，諸如活動企劃、建商或工廠經理，就會發現很難與他的症狀和平共處。

不過，即使過動成人能找到一個受自身疾患影響最小的工作，他仍會在這些對過動症友善的職業中，遇上組織和時間管理方面的麻煩。一旦青少年和成年患者進入職場，工作表現上遇到的問題會比其他人多。他們會比其他人更早踏入職場——聽起來對他們是好事——但這可能是因為他們高中畢業之後，更不容易追求進一步的教育；他們甚至根本無法從高中畢業。這也意味著，他們沒有必要的技術，無法從例如速食店店員、餐廳服務生、幫人剪草、農場工人，或是建築工人這類入門級的工作獲得升遷。過動成人比一般成人更容易因為無聊而經常換工作。

我自己的研究[9]發現，過動成人因為行為問題而被開除的比例是一般人的兩到三倍、高中畢業後因被開除而換工作的比例更高。超過一半的過動症成人至少被開除過一次，也經常衝動地在找到下一份工作前辭職。或許這就是為什麼很多過動成人會好幾個月、或更久都沒有工作。

在職場表現上，過動成人出現較多違抗行為，像是壞脾氣、爭辯或抗命。參加我研究的過動成人有超過一半（請參考註1）在與人相處上有明顯困難。他們上班較不準時、時間管理較缺乏效率、更健忘以及缺乏組織，因此比其他員工更需要督導。很明顯地，這些問題使得過動成人的工作表現比沒有過動症的人更容易收到長官的差

註9：Barkley, R. A., Murphy, K. R., & Fischer, M. (2008). *ADHD in adults: What the science says.* New York, NY: Guilford Press.

評。所有這些都無可避免地導致過動成人的雇主對她採取正式紀律處分的可能性，更大於對一般的成年人。你現在知道了，為什麼在任何工作上，過動成人都比一般人待得更短。結果就是，她的工作經歷會比其他成年人要多。比起待在同一個工作上時間更久的人而言，過動成人也因此收入較低、升遷機會較少，而且工作地位較低。

過動成人在職場上的意外也比較多，更常受傷、更常申請補償，更常沒有正當理由而請假。在一般工作人口中，他們會用掉更多病假、花更多時間工作但不是特別有生產力。過動成人也更可能申請殘障補助或社會安全保險補助。而且如果他們是以開車維生，或這是他們工作的一部分需要，他們也顯示出更高的車禍機率。職場就像學校一樣，對於過動症患者的挑戰性高於一般成人，甚至高出其他的精神疾患者。

金錢管理

「我們的兒子二十四歲，有過動症。他目前仍然住在家裡。他買了很多錄影和剪輯的設備，說要拍電影，尤其是有特效的那種，這現在很流行，就放在YouTube上。他喜歡花很多時間做短片，或是看YouTube上其他業餘者拍的片子，和朋友分享他自己的作品。但他總是想要買更多他負擔不起的設備。我們借給他很多錢買某些設備，而他只還了一點點。我們最近發現他靠郵件辦了張信用卡，用它來買更多設備。他幾乎刷到額度上限了，靠每個月他在我們鎮上到處打工賺來的錢，只夠勉強支付最低還款額度。我們鼓勵他回學校學個一技之長，把拍片當成嗜好，而不是像現在這樣兼職打工，花那麼多時間拍片。他會頂嘴，堅持說，只要有經紀人發現他，他就可以在電影和廣告界闖出名堂來，即使他完全不知道該如何找到欣賞他的經紀人。」

有這類疾患的成人很難管理自己的金錢、支付帳單或處理金融信用。像他們這樣衝動的人很難延遲享受、思考和計畫未來，遵守諾言與承諾。因此他們的經濟狀況往往不佳。過動成人更容易不智地使用他們的金錢、未經思考就買東西、太常衝動地使用信用卡，結果超出預算或收入；到了要準時付帳單的時候，他們也比較缺乏組織、更健忘。

你可能早就知道這一切了，因為你愛的過動成人可能跟你分享過他的這些問題。或許他問過你的建議，甚至請求經濟上的協助。或許他跟你借了錢，而且完全沒有要還錢的跡象。他甚至可能在你不知情的狀況下、從你這裡挪用了錢，結果就是一旦你知道發生了什麼事情，雙方大吵一架。或許你讓他為某個特定目的刷你的信用卡，卻發現他未經你同意，一再地因其他原因使用它。你現在面臨兩難了：如果你舉報盜刷，他會被控犯罪；如果你不舉報，你就要被帳單吃得死死的，甚至被降低信用評比。即使你沒有遇到這種情況，你也可能發現自己與過動成人活在以金錢、未付帳單和不負責任地使用信用卡為主的爭論裡。如果你的孩子是過動成人，種種金錢問題可能迫使孩子搬回來跟你住，因為他經濟無法獨立。至少現在還做不到。

過動成人比較不會存錢，經常衝動購買，大肆採購。所以他們的信用卡當月應繳金額會比同齡的一般人要高，而且比起沒有過動症的成人更常超過信用額度。即便有作預算，許多過動成人也很難遵守它。結果就是因為遲繳或沒繳帳單，被停水停電。相較其他成人，他們也比較會錯過貸款還款期限，比方車貸，這也解釋了他們的車子為什麼更有可能被收回。過動成人的金融信用為什麼比一般成人的要差，應該是顯而易見的事了。

遇到金錢問題時，大家往往會跟朋友、家人甚至同事借錢。我們發現，過動成人比其他成年人更可能向親友借錢，也因此對幫助他們的這些人造成更大的負擔（相較於幫助未罹此症的人）。我說過，身為一個與過動成人關係親密的人，這可能是你已經太熟悉的情況。畢竟已有報導指出，已婚伴侶或是任何同居的人之間，即使沒有哪個人有過動症，金錢問題一向是最大的爭執點之一。當其中一人確實有過動症，就會讓這些爭執更常發生，或許也更嚴重。那麼，財務管理問題可能正是你擔心所愛之人患有過動症的另一個理由。這也是為什麼他必須接受治療的另一個原因。

友情

「過動成人很難為自己的錯誤接受責備嗎？我發現，如果是非過動症朋友指出他的錯誤，這就很有可能發生。犯錯（即使是很小的錯）是否會讓過動成人覺得自我價值受到攻擊，負面情緒讓他幾乎無法忍受？我在朋友身上看到的負面情緒導致他們過度自我防衛。我朋友的防衛心非常重，他會（一）一直抱怨，直到他完全翻案，或更有可能的是，被證明完全錯了；（二）反過來抱怨我或他的其他朋友，說是我們的問題，不斷要求大家把話收回去；（三）忽視或無視抱怨；或（四）在所有的否認和防衛中，對我們的感受毫無同理心。」

我們並不需要一個心理醫生才能瞭解過動症症狀及其底下自我調節的問題，是如何可能造成那些成年過動症患者的各種社交困難。第一章最後列舉了十八項症狀，讀起來就像一串社會行為受損的清單——無法堅持、極度容易分心、難以抑制行為、衝動做出決定、多話、打斷他人、中斷別人正在進行的活動、很難遵照指示、對話中衝口而出，而且無法安靜參與休閒活動。所以，過動成人往往被指出在社交關係上有重大的受損，應該就不令人意外了。

針對過動兒童的研究顯示，到了小學二年級或三年級時，至少一半的兒童沒有親近的朋友。如果孩子還有憤怒與違抗的問題，這個數字就升高到七〇%。因此，過動兒童成長時比較不會被邀請到朋友家玩，也不會被邀請過夜或參加生日宴會，長成青少年的他們甚至得不到約會的邀約。對那些過動和衝動的人，在聚會或短期關係中，他們的多話、普遍地外向和容易興奮等特質，也許會在他人眼中顯得有趣。但是在長期關係中，則可能壓力過大，讓人受不了。這種社交問題會持續到成年，所以你也許聽患有過動症的所愛之人說過，他還記得自己從小就有社交問題。

過動兒童和成人的優先順序使他們在情緒控制上遇上更多麻煩，保證了相較於一般人而言更善變、衝突、痛苦的人際關係。研究顯示，他們在憤怒與敵意上有重大問題。毫不意外的，這些問題使他們最容易受到排擠。帶給別人的負面觀感不用花上幾個星期或幾年去醞釀，而是在他們進入新群體的幾分鐘或幾小時內就發生了。

過動成人經常抱怨，在開始和維繫社交關係上都有明顯困難。他們可能有不穩定的個人交際、為了很小的事情與人絕交，或是缺乏維繫友誼的社交技巧。結果可能是好友非常少，到了中年，有些人甚至變成獨行俠或隱士了。這有部分是半輩子社交困難的影響，有部分則是想避免任何更進一步的傷害。他們與那些他們認為是朋友或社交熟人的關係，往往被描述為經常因衝突而被打斷。每個人都會遇到日常衝突，但是過動者不擅長協調或解決這些日常的衝突。沒有解決的衝突可能一直累積，終於讓友誼告終。在過動成人與他人的許多、儘管不是全部的社交互動過程中，引發強烈情緒的往往就是這個過動成人。過動成人通常可能比其他人更大聲、喧鬧、可笑或滑稽。進一步的困境是該疾患的負面影響：自我覺察較低，無法監督自己當下的行為。我們的成年病患常說，他們根本沒有意識到，在各種社交場合，自己給人的印象有多糟。一點也不意外，這種缺乏覺察會導致和密友或熟人的社交問題。此外，過動成人可能對談話或社交場合中的輪流發言感到困難，他們無節制的評論或對當下適當的社交禮節不夠敏感，導致他們的社交關係受到損害。過動成人經常不知道自己犯了社交大忌，直到為時已晚：他會為此付出社交代價，而別人則開始避免和他有進一步的互動。

大家往往覺得過動成人很自我中心、要求很多、莽撞，或對別人的感受和需求不夠敏感；他們對別人的幫助表現得更像是不知感激。他們也可能在社交上很「黏人」，不懂得何時該結束互動、告退，或讓別人離開。因此，不只是過動成人的衝動或不敏感而已，也是糟糕的情緒自我控制、社交行為上有限的自我監督，以及不懂得社交上必要的你來我往，傷害了他和別人的社交。

因此，過動成人有時會因生活狀況而沮喪，而不僅僅是他們有跡可循的教育歷程或在學校或工作場所的周期性失敗。在很多案例中，他們的行為會傷害與他人支持性和長期的社交關係。難怪過動成人常常感到自我價值低落。或許你對所愛之人的這些社交問題早已有了第一手經驗。

約會、婚姻或同居

「我的男朋友小時候被診斷出有過動症，而他的家庭沒有尋求協助，擔心藥物會改變他的個性。他現在三十四歲，才剛開始服用過動症的藥物，而我發現我們關係裡的問題主要都和過動症有關，他很容易鬧情緒，甚至生氣……在這個節骨眼上，我不知道要留下來或是離開他，因為他的行為變得令我難以忍受，我覺得非常孤單。他之前都一直拒絕接受諮商，但是現在同意嘗試了，因為他希望女朋友回到他身邊。」

成年生活中，最重要的一部分就是親密關係，例如約會、婚姻或是同居。因為在這種關係中很親密、互動頻繁，更別提共同承擔責任，我們並不意外地發現，如果這種關係中其中一個人有過動症的話，兩人會受到的負面影響。四十多歲時，過動成人的離婚率比一般人高出了近三倍。過動成人（尤其是女性）因為人際困難，比同齡的一般人更可能保持單身。到了中年或老年（六十至九十四歲），過動成人的社交網路中，可能擁有的親人更少，情感上可能覺得更孤單。即使已婚，他們表示婚姻關係普通或不佳的比例也比一般人高了四、五倍。有五八％的過動成人不適應婚姻生活，或對婚姻生活不滿意，而一般成人的數字只有二五％。

你可以看以下圖表，列舉了伴侶之一有過動症時，他們遇到的特定問題行為。

伴侶之一有過動症時的問題報告

羅賓醫師（Dr. Robin）和裴森醫師（Dr. Payson）針對其中一人有過動症的伴侶們做了問卷調查，發現他們遇到的婚姻問題如下：

1. 不記得被告知的事情，
2. 不思考就開口，
3. 對話時出神，
4. 無法承受挫折，
5. 難以開始去執行一項任務，
6. 低估完成任務所需的時間，
7. 留下爛攤子，

8. 沒有完成家務事，

9. 跟他說話沒有回應，

10. 不事先計畫。

註：資料來自〈過動症對婚姻的影響〉（The Impact of ADHD on Marriage），作者羅賓（A. L. Robin）和裴森（E. Payson），2002，《過動症報告》（*The ADHD Report*），10, pp.9~11, 14。版權 2002，Guilford Press。已取得允許應用於此。http://dx.doi.org/10.1521/ADHD.1.3.9.20553

伴侶關係會遇到問題或滿意度降低的因素之一，據報告可能是過動成人比較容易涉入婚外情。另一個是過動成人往往情緒衝動，特別快地對別人反應出不耐、挫折和憤怒。這樣的行為在親密關係中顯然會造成更多敵意。即使是有親密關係的年輕過動成人，遇到衝突時也被觀察出比一般年輕人有更多負面、更少正面的互動。或許這也是為什麼過動成人在親密關係中、對與他們共同生活的所愛之人使用暴力的機率是一般人的兩倍。當然，我們都知道，婚姻或親密關係中的經濟問題可以是沉重的壓力來源。像我已經討論過的，過動成人往往有經濟困難。經濟問題也是婚姻品質低落、導致過動成人更高離婚率的另一個原因。

最近，琴納・皮拉（Gina Pera）[10]寫到伴侶之一是過動成人時，他們所遇到的問題類型包括了：

- 缺乏組織、健忘，無法完成工作；
- 吵架式的溝通，不會傾聽；
- 有問題的親職風格；
- 做出很糟糕的決定，合作不佳；
- 自我中心，永遠不滿足（很難討好）；
- 「習得無助」（例如事情不順利時，乾脆放棄）；
- 衝動購買，做事不考慮後果；
- 親密感低；
- 情緒不穩，脾氣壞，忍受挫折度低；
- 對親密伴侶有攻擊性反應；
- 缺少人際敏感度，缺乏同理心；
- 缺乏彈性，對於轉變、妥協和合作有困難；

註10：Pera, G. (2015). Counseling couples affected by adult ADHD. In R. A. Barkley (Ed.), *Attention-deficit hyperactivity disorder: A handbook for diagnosis and treatment* (4th ed., pp. 795–825). New York, NY: Guilford Press.

- 因為一直沒有診斷或治療過動症，而發展出糟糕的適應策略。

如果你和過動成人有親密關係，或許你已經體驗到了這些問題。正如其他有類似經驗的伴侶，你可能覺得怨恨、憤怒，或負擔太重。你可能覺得自己在養一個大孩子，需要額外花上許多時間、力氣和資源來修補過動伴侶造成的各種問題。你甚至可能在情緒上或肢體上，間接受到所愛之人過動症的折磨。

被成年過動症毀掉的婚姻

九歲時，我得到過動症的診斷，乖乖服用了利他能（Ritalin）九年，終於在高中畢業後停止服藥。在學校的時候，藥物很有用，讓我進了好的大學，也讓我在中學有很多正常的人際關係。我在十八歲停藥，離開家去上大學，因為我希望自己更「正常」。我發現停藥後的自己更有魅力，於是很有智慧地決定我不需要藥物，即便我比別人花了更長的時間才完成市場行銷學位。快轉到二十六歲，我的感情一敗塗地，因為：

- 經常發脾氣，
- 行為衝動，
- 操控，
- 說謊，
- 表現出憤怒，以及
- 不理性的行為。

然後我遇到理想情人，約會五年後，我們結婚了。然而等我們住在一起之後，她也注意到這些問題。我們現在有兩個孩子，她剛剛為了以上那些問題提出離婚要求。我必須承認我處理得很不好。你可以猜得到，我的反應包括以上所提的所有行為，加上跟蹤這一項。這是最近才發生的。她現在正式提離婚。我試著尋找負面行為的診斷。我以為是邊緣型人格、躁鬱症或自戀。事實只是我沒做治療的過動症。五月時，我去看心理醫生，他開了阿得拉（Adderall）的處方，但我認為並不適合我，決定靠咖啡自我治療。現在我放棄了。我請了一位離婚律師以對抗我老婆的，事情快要變得很難看了。這是最糟糕的。我估計離婚需要花掉我兩萬美金，並失去四十五萬美金的資產淨值。要花很多錢。即使是現在，我的衝動也令人難以置信。不過我又開始服用阿得拉了，並相信加上心理治療，我的行為問題會百分之百得到幫助。

親職

有過動症的家長對孩子的注意較少，對於親職較無成就感，對孩子的管教較不一致，比較容易衝動地評論、指示、批評或責備孩子。一般而言，他們比一般人對自己的孩子更有敵意。雖然不是每一位過動症家長都如此，但平均來說，比起其他家長，他們較會表現出這些困難。過動症家長遇到孩子有行為問題時，也不大善於解決。相較於一般的家庭，這類家長圍繞他們孩子建立起的家庭生活明顯缺乏組織、更紊亂，而且較缺乏穩定一致的日常規律。因此，過動症狀明顯的家長很難有一致性地、平和、有組織地對待孩子。

基於過動成人的孩子也比較可能有過動症與違抗疾患，如果親子雙方都有過動症，就會大幅擴大了家庭功能的問題。由過動症所引發的失能家長行為會明顯導致與過動成人共同生活的家庭更高層級的壓力。如果孩子也有過動症，情況就更糟了。很可能，過動成人的親職問題會導致孩子更多的行為問題，例如違抗、爭辯、發脾氣，和忽視自己應該做的家務與學校作業。再次強調，如果這個孩子也有過動症，發生這些抗辯、家庭和學業問題的可能性更大。

正如我之前提過，相較於沒有過動症的家長，過動家長較少監督孩子的行為，而增加兒童意外受傷風險的幾個因素之一就包括了父母照顧不周。這也部分解釋了為什麼過動兒童的各種意外傷害機率都比一般兒童要高。他們不但更衝動、冒險，他們的過動家長也許比較沒有在留意他們的活動，不常看著他們，因此可能比較難偵測或預防那些導致意外的行為。

有人可能會認為，因為這種種問題，過動症家長有了更好的理由去尋求額外的專業協助，像是如何管理孩童，這對擁有違抗兒童的家長來說是很常見的基本訓練。但一位缺乏過動症治療的家長，會干擾他們在此類訓練課程中取得成功。因此我會鼓勵沒有接受治療的過動症家長，先尋求過動症的專業評估與治療，以提高他們在其他訓練的成功率。

家長的過動症也可能是傷害婚姻和諧的另一項原因：只要在一個或兩個家長撫養他們的孩子時，經驗到不斷升高的壓力。身為家長，過動成人比一般人面對更大的壓力。這串壓力部分來自家長本身的症狀：難專注、易分心，與衝動控制能力不佳，也和他們的情緒控制以及其他在第二章討論過的執行功能（時間管理、組織等等）困難有關。這也可能是基於此疾患有著強大的基因因素（請參考第四章），過動成人生出過動兒童的機率比一般人高出了八倍。研究顯示，過動症家長的孩子有三〇％至五四％也有過動症，使得家庭中充斥更多過動症的環境。另外，即使孩子沒有過動症，過動症家長的孩子也會更對立與違抗。爭論、抗命、發脾氣、不肯聽話的孩子即便對一般家長來說都會造成極大的壓力，對於有情緒調節問題的過動症家長而言，就更令他們束手無策。無論家長有沒有過動症，有個過動兒本身就會顯著提高離婚的風險。

危險性行為

還好的是，過動症和任何性行為疾患無關。不過，我自己和瑪麗艾倫．費雪（Mariellen Fischer）以及其他同事[11]在米爾瓦基（Milwaukee）做的研究發現了其他的性行為問題。我們發現患者青春期較早開始有性行為（比一般人早了一年），而且在青春期和年輕時，性行為模式較為危險（多名伴侶，很少使用避孕工具）。這種高風險的行為模式導致青少年懷孕——無論是小爸爸或小媽媽——的風險增加了近十倍（過動者是三八％，一般人則是四％）。我們也發現，到二十歲時，過動組得到性病的機率，比對照組高出四倍（一七％比四％）。在過動組中，這些危險性行為模式以及成為年輕父母的現象會持續到青少年那些年。過動的年輕人比其他人更早當上父母，有時他們還是青少年，根本沒有準備好為人父母。凱特・佛利（Kate Flory）[12]和同事在匹茲堡（Pittsburgh）做的研究也發現類似的風險，進一步確定危險性行為帶來的問題。因此，過動的青少年與年輕人和其他青少年或年輕人相比，更可能送養他們的孩子，或是讓自己的爸媽（嬰兒的祖父母）養育孩子。

健康與醫療問題

雖然這方面的科學研究還不算多，但是有越來越多的證據顯示，過動成人與過動兒童都比其他人更容易得到某些健康問題。幾十年來，我們都知道過動成人較常抱怨身體不適，例如頭痛、胃痛，或是幾乎找不出醫學原因的、不清晰的身體不適，及一般所謂的身心症或體化症。

註11：Barkley, R. A., Fischer, M., Smallish, L., & Fletcher, K. (2006). Young adult follow-up of hyperactive children: Adaptive functioning in major life activities. *Journal of the American Academy of Child and Adolescent Psychiatry*, 45, 192–202. http://dx.doi.org/10.1097/01.chi.0000189134.97436.e2。

註12：Flory, K., Molina, B. S., Pelham, W. E., Jr., Gnagy, E., & Smith, B. (2006). Childhood ADHD predicts risky sexual behavior in young adulthood. *Journal of Clinical Child and Adolescent Psychology*, 35, 571–577. http://dx.doi.org/10.1207/s15374424jccp3504_8。

睡眠問題

更多過動成人有睡眠問題（四〇％），過動兒童也是。這不是因為他們服用的過動症藥物有刺激性，儘管這些藥物有時會造成失眠。即使沒有服藥，過動成人也回報了更多失眠、難以入睡、睡得不安穩，與晚上常會醒來。這些成人也有更高的機會得到不寧腿症候群（restless leg syndrome），一種必須一直移動雙腿才覺得舒適的狀況。過動成人的睡眠也可能較沒有效率，睡眠時有更多呼吸問題，表示第二天起來覺得更累。你可以想像，沒有效率的睡眠和更疲倦的感覺會讓他的專注力更形惡化。白天服用他的過動症治療藥物有時候能幫助減少睡眠問題。有些研究顯示，睡前在舌下服用褪黑激素（melatonin）可以比平常更快地引起睡意。否則的話，睡眠問題或許就需要用其他藥物以及心理社會介入做直接治療。

有些過動成人覺得，創造一套睡前儀式很有幫助。他們會在睡前先收起科技產品和社交軟體，以及其他令人興奮的活動，尤其是讓人長時間專注的電腦、智慧手機或平板。睡前儀式也可能包括洗個澡、閱讀、和伴侶說說話、放沒有歌詞的柔和音樂，甚至使用白噪音機提供背景音響。

過重、肥胖和飲食問題

過動成人的另一個問題是過重或肥胖風險。過動成人或從小就有過動症的人，肥胖（身高體重指數BMI超過三十）的機率是一般人的兩倍。同樣的，過胖的成人患上過動症的機率是普通人的六到八倍。過動與肥胖的關係來自過動症特有的衝動控制不佳，特別是一般來說與過動症相連的自我調節（執行功能）不良。如果再加上隨手可得的垃圾食物，也難怪過動成人會比別人吃進更多這種東西了。但這也與過動成人不太運動、不注意維持健康的生活型態、吸食更多香菸或大麻、攝入更多酒精，與更常使用像是電視、線上遊戲等電子媒體有關。過動症少女與成年女性暴飲暴食、甚至得到厭食症這樣極端疾患的機率是原來的三到六倍——特別是如果她們同時有焦慮症或憂鬱症的話。這些因素都讓過重與過動產生聯結。現在有些研究顯示，用藥物治療過胖的過動患者時，不但可以改善他們的過動症，還可以降低體重（這是過動症藥物廣為人知的副作用）。

心臟疾病

到了成年，從小就患有過動症者比起一般人或許已有明顯過低的高濃度脂蛋白

（HDL，high density lipid，也就是「好」的膽固醇）。成人的過動症以及高濃度脂蛋白偏低的總膽固醇，兩者都可能導致未來得到心臟病或冠狀動脈疾患（CHD）的風險。冠狀動脈疾病的罹患風險一直和許多健康和生活型態特質有關，最常見的包括：吸菸、血壓、血脂（尤其是高濃度脂蛋白與低濃度脂蛋白比，或與總膽固醇比）、身高體重指數、血糖，和運動習慣。我和費雪醫師等人做出的研究（參見註9）發現，過動組如果維持目前同樣的生活型態，未來五年內發展出冠狀動脈疾患的風險將比一般人高出二六％、未來十年間則高出三三％。重點是，從小到大都一直是過動症患者的人，未來患上冠狀動脈疾患的風險會逐漸增加，儘管年輕時的機率差別較小。我們也發現，從小就過動的過動成人，從今而後得到動脈粥樣硬化（atherosclerosis）的機率也高達四〇％。因此再一次地，如果你覺得、或是已知所愛的過動成人表現出冠狀動脈疾患的高危險跡象，就更有理由鼓勵他接受尚未接受過的過動症（以及冠狀動脈疾患）治療了。

過度使用與物質成癮

無論男女，過動症容易使他們陷入物質成癮、依賴、濫用的困境。這些成人更可能去吸菸或吸食大麻，而且量也比一般有吸食習慣的人更多。一旦開始吸食，過動成人會比其他有吸食菸草經驗的人更迅速地提高用量，而原因之一可能是吸菸可以部分治療過動症的症狀。香菸中的上癮物質尼古丁具有刺激性，已知能改善過動症症狀，因此有些過動成人會以尼古丁來作為自我治療。即使不是這個原因，與過動症有關的衝動控制不佳也會讓這些成人更容易去吸食，而且較不容易戒除菸草或其他會使人上癮的物質。咖啡因也是興奮劑，難怪研究發現，年輕的過動者、相較於控制組的年輕人，每週喝更多咖啡因飲料（參見註9）。這同樣也可能是為了自我治療——藉由增加容易取得的興奮劑來治療過動症狀。不過咖啡因的效果並不特別好，因為會在過動成人錯誤的大腦區域（腦幹）促使錯誤的神經傳導物質腎上腺素（epinephrine）增加。所以我並不建議你鼓勵你愛的人喝更多咖啡或其他咖啡因飲料來管理症狀。

酒精是另一個過動成人比一般人攝入得更多的物質，哪怕酒精並無法治療過動症狀。但它能暫時帶給他們舒適感、忘掉問題，甚至降低由這些問題引發的焦慮。或許這是為什麼有些患者喝得比一般人要多。酒精已知能暫時限縮或降低像是過去與未來的時間感，因此有可能協助減輕對當下問題或衝突的擔憂。有趣的是，有些和過動症有關的基因也顯示和物質成癮的疾病如尼古丁及酒精濫用等風險有關。

意外受傷

「我是個事業有成的過動症患者，擁有好幾家洗車店。諷刺的是，我八歲冬天那年，在鄉間小路上被一輛一．八噸重、時速三到四十英里的車撞上。當時我正坐著塑膠滑雪板從山坡往下滑。那是條死路，沒多少車經過。我和兄弟們還有鄰家小孩一起玩，只是剛好輪到我滑了。因為過動症，我根本沒去注意路上有什麼，所以一輪到我，我就直直滑到了車子前面。我撞到鋼的輪軸、輪蓋和輪胎。後來還在輪胎和輪軸中間發現我的頭髮。我昏了過去，口吐白沫。鄰居的媽媽是護士，她必須把我的舌頭拉出來，因為我吞下了它。那時在我身邊的人都認為我已經死了。直到今天，我還記得看見自己就站在身體旁，看著她救我，與我大哥沿路跑去叫我媽媽的景象。我昏迷了十一個小時。當我醒來，醫生要我動動手，我卻張開嘴巴。接下來的幾年裡，除了很重要的事情，我都不太記得了。幾天之後我回到學校，在學校碰到的問題卻比發生意外之前更多了，像是不記得事情、無法專注、沒辦法好好做功課，而且跟人打架。」

四十多年來，科學家已經發現過動兒童比別人更常受到各種意外傷害。訪談過動兒童的家長時會發現[13]：

- 五七％的人經常發生意外；
- 超過五分之一曾經意外中毒，一般兒童則只有十二分之一；
- 超過四分之一骨折過，一般兒童則只有八分之一；
- 罹患過動症的孩童裡，六分之一有過四次或更多次的嚴重意外，例如：骨折、割傷、頭部受傷、燒傷、嚴重瘀青、掉牙或意外中毒；
- 有過動症的孩童更常受傷，傷勢也嚴重得多。

其他研究也發現，過動兒童在家附近玩耍時，比一般兒童更容易遇到行走或騎自行車時被車撞到的意外。同樣地，過動兒童遇到意外時，情況與傷勢都比沒有過動症的孩子嚴重許多。

如果你所愛之人從小就確診有過動症，你可能已經知道這些意外的機率了，對方或許比你認識的其他人更常出入醫院的急診室以治療受傷，而在職場或在家裡，他持續經歷著更高的意外受傷風險；也因為這更高的意外受傷風險與更多這類的傷害，過

註13：Nigg, J. T. (2013). Attention-deficit/hyperactivity disorder and adverse health outcomes. *Clinical Psychology Review*, 33, 215–228. http://dx.doi.org/10.1016/j.cpr.2012.11.005. Also, Barkley, R. A. (2015). Health problems and related impairments in children and adults with ADHD. In R. A. Barkley (Ed.), *Attention-deficit hyperactivity disorder: A handbook for diagnosis and treatment* (4th ed., pp. 267–313). New York, NY: Guilford Press.

動症可以被視為一種有生命威脅的疾患。所以得知過動症（以及其他破壞性行為的疾患）兒童到四十六歲前的死亡機率為一般人的兩倍（二．八％比一．三％），也就不令人意外了。如果整個成年階段都沒有接受過治療，疾患也可能縮短一個人的壽命，一如我的雙胞胎弟弟以及他的兒子（我的外甥）；我將在接下來的段落及下一章裡詳述一些細節。

駕駛

「一位和我很親近的人有過動症，同時還是個很危險的駕駛！我一直很害怕他會害死自己，而且／或是撞死別人。他二十六歲了，而我非常、非常、非常擔心他。我要怎麼改善這個情況？我焦慮到哭過很多次；這個年輕人一個月前才出過意外，今天又拿到超速罰單——眾多超速發單中的一張。幫幫我！」

過動成人生活中很危險的一項活動就是開車。畢竟，車禍的最大原因就是「沒有注意」，而過動症（注意力缺失）患者自然非常可能比一般人發生更多的意外車禍。我現在要來談談個人經驗了：我的雙胞胎弟弟，朗，從小就有過動症，而我想告訴你在二〇〇六年一場奪走他性命的車禍。我這麼做是要讓你知道，當時的未做治療，讓他有了如此結局。有人說過，統計就是把眼淚抹掉的人們。這就是這種裡面有很多眼淚的故事（請看以下的新聞報導）。

肯恩鎮的致命車禍

作者：安德莉雅．凡瓦肯伯格（Andrea VanValkenburg）
《共和新聞》（*Press Republican*），紐約．普拉斯伯鎮（Plattsburgh）記者

二〇〇六年七月二十六日

肯恩鎮（Keene）報導——週一晚上，一名伊莉莎白鎮（Elizabethtown）男子因車輛撞上路堤翻覆而死亡。約莫當晚十點零六分，五十六歲的朗尼．巴克利（Ronald Barkley）正往南行駛在肯恩鎮的巴特勒特路（Bartlett Road），在一個小轉彎處失去控制、衝出右線路肩。根據位於雷布魯克的州警表示，車輛撞到路堤並翻覆。巴克利在車禍中從他的吉姆多賽佛瑞休旅車中彈出，並在車輛翻覆時被

困在底下。車禍發生後，很快有一名路人發現並且報警。幾分鐘內，州警和肯恩消防局的義消就抵達了現場，而巴克利隨後便宣告死亡。根據警方的說法，車禍發生時，巴克利正超速駕駛，調查人員相信當時他並沒有繫安全帶。艾迪榮達克醫療中心（Adirondack Medical Center）在星期二進行的驗屍也確認巴克利是死於頭部創傷。週二晚上尚無進一步的調查結果。（頁一）

這篇報導裡沒有提到的，是我的雙胞胎弟弟朗（異卵雙胞胎）那天車禍前也喝了酒。而且他超速、沒有綁安全帶。你可以就這樣判定，這才是車禍的原因。但請等一下：他為什麼要冒這個險？因為朗一輩子、自我有記憶以來，都患有中度到重度的過動症。當時他也沒有為此接受治療，雖然他早期有過。過動症長期影響了他的駕駛模式與習慣（超速、冒險、開車時分心、飲酒、很少繫安全帶），間接造成了致命意外，過早地結束了他才五十六年的人生。

開車是生活中相當平常的主要活動，卻會對過動症患者（與其他人！）造成無法彌補的傷害。同樣清楚的是，藥物治療可以解決過動者的駕駛問題——我弟弟總是因為不願或是被其他事物分心而沒有接受或持續地治療。

有許多關於過動症和駕駛風險的研究[14]，發現過動成人開車時就像我弟弟那樣：

- 反應較慢，或反應時間不同；
- 犯下更多衝動的錯誤；
- 在路上經常方向不穩；
- 比較不注意、容易分心；
- 更容易危險駕駛，例如不繫安全帶、不注意前方道路、一直調整音響或收音機電台、發送簡訊、講手機，或是太忙著和乘客聊天說話；
- 更容易在路上發火，生氣時會用攻擊性的方式開車。

過動成人的開車史中，這類糟糕的駕駛習慣很容易導致各種不利後果。他們收到罰單的頻率是一般人的三到五倍，尤其是超速及違規停車，後一項問題出於他們缺乏耐性——不願在交通擁擠的區域花時間找停車位，於是就衝動地找個自己喜歡的地方

註14：Barkley, R. A. (2015). Health problems and related impairments in children and adults with ADHD. In R. A. Barkley (Ed.), *Attention-deficit hyperactivity disorder: A handbook for diagnosis and treatment* (4th ed., pp. 267–313). New York, NY: Guilford Press.

亂停。我弟弟做過這所有的事情。看看下列清單，你所愛的過動者是否像其他過動成人一般，有這些駕駛風險：

- 更可能出車禍；
- 發生過更多車禍；
- 撞得更嚴重，損失的金錢和受傷的人數更多；
- 更可能被暫時或永久吊銷駕駛執照；
- 進行危險駕駛；
- 酒駕；
- 喝酒對他危險駕駛的程度更高於一般人；
- 被吊銷駕駛執照的機率是一般人的三倍；
- 撞車機率比一般人多五〇％；
- 收到超速罰單幾乎是一般人的三倍；涉及過失的車禍超過常人兩倍以上；
- 監理處記錄有案的超速罰單平均超過常人兩倍以上；
- 使用其他交通工具時——包括機車、越野腳踏車、越野車、雪橇等等——發生過更多的意外。

或許你也看到了所愛的過動者這些增長中的開車風險，並更常為他擔心，就像我（及家中其他成員）擔心我弟弟的開車方式以及生活型態那樣。這又是另一個你應該依循這些對過動症的擔憂、在恰當的時刻鼓勵你所愛之人尋求專業協助的理由——如果他還沒接受治療的話。幸運的是，藥物能改善過動症患者的駕駛習慣問題，大大降低這些危險，避免不利甚至致命駕駛的後果。

過度使用網路與成癮

探索過動症和過度使用像是電腦、智慧型手機科技玩遊戲和使用社交軟體的研究才剛開始。目前已知的是，年輕的過動成人更常也更容易使用網路，是一般人的二到三倍，特別是為了玩遊戲，甚至會演變成網路成癮。網路或遊戲成癮的症狀包括專注於網路與電玩、無法控制使用的衝動、比計畫的時間使用得更久；退縮、失控、在網路和電玩上花太多時間與力氣，與對於使用網路或電玩缺乏做決定的能力。患者的過動症症狀越嚴重，越可能網路或電玩成癮。如果過動成人會吸食大麻、飲酒、抽菸，也會使風險提升。而倘若他們同時有社交障礙與（或）憂鬱的症狀，風險就會再提高。藥物治療過動症或許能減輕他們過度使用網路或沉迷電玩的程度。

需要記得的重點

你現在知道了，未接受治療的成年過動症，對成年生活的許多主要領域有著廣泛的負面影響——學校、工作、財務管理、友誼、約會、婚姻或同居、危險的性行為、教養，以及健康與醫學問題。這些問題對患者、他們的家人和社區都導致嚴重的經濟影響。對於患有過動症的成年人來說，伴隨這些不良影響的生活所帶來的社會和情感後果也同樣地嚴重、可觀、眾多，而且無疑不僅困擾著患者，也困擾著你和其他親人。只要考慮到過動症的症狀以及似乎會引起自我控制的問題，就不難理解所有這些麻煩都將與過動症一起出現。很清楚的是，成年過動症在生活許多主要活動上都有廣泛的不利影響。

同樣清楚的是這些任一風險範圍造成的巨大影響，已經落在每個被愛的過動成人身上，像是你愛的那位，或是其他生命中有所愛過動成人的那些人。過動成人的生活與對他們的負面影響同樣迷失在這種人們普遍對風險的擔憂、恐懼、失望，以及他人的悲傷中。不利的社會後果很少單獨存在。就像拍打蜘蛛網，或把石頭丟到池塘裡一樣，過動成人創造的逆境也會在患者家人、社交圈、教育和工作網路中造成負面的漣漪效應，不好地影響每一個愛他們的人。

沒有哪個負面影響只影響患者一人。一旦潛在的風險成真，與患者親近的人往往都會遭受到不幸；幾乎總是如此。出於個人經驗我知道，相信你也是。過動成人受傷時，得有人帶他去醫院；去意外現場提供安慰與協助；在他抱怨牙痛或忽略身體不適太久時，帶他去就醫。當患有成年過動症的她在職場上遇到問題時，愛她的人也要提供諮商；當她失業、落得流浪街頭，得帶她回家；以及金援她積欠的房租、水電帳單和其他債務。我們也別忘了，一旦需求升級，家長或其他親友得帶過動成人去戒癮中心或職業訓練課程。當他婚姻失敗，家長也許還得幫他養育他自己的孩子。

簡言之，因為他的疾病，壞事發生了，像你這樣的親友會盡力以各種方式協助過動成人。你可能深深地受到影響，因此才會閱讀本書。雖然這些負面影響令人沮喪，卻也同時讓你有動機學習更多關於過動症的知識，希望讓你愛的過動成人接受治療。你會在本書後半部找到許多建議：如何最好地協助你愛的過動成人應對這裡討論到的人生各領域。千萬不要因為這些問題而失去勇氣。成年過動症對治療極有反應，比大部分精神性疾患都更於治療。

我們面對的問題並非缺乏有效治療，而是人們對此疾患缺乏覺察；事實是他們往往沒有被發現與得到診斷，因此也無法接觸到合適的治療。好像這裡列出的風險還不夠似的，未治療的過動症還會導致其他精神性疾患、反社會或犯罪行為，甚至像發生在我外甥身上的，導致自殺。這是下一章要討論的話題。

第六章 我愛的過動成人會有其他精神性疾患嗎？

很不幸，章名的答案是肯定的。本章簡要地概述了若是放著過動症不治療，患者可能得到的其他精神性疾患。重申一遍，我這麼做主要不是為了讓你緊張或沮喪，而是透過你說服患者，尋求他們尚未尋求的診斷與治療。

在心理衛生專業人員看過的過動症患者中，有八〇%甚至以上的人，至少有另一種精神性疾患，超過一半的人有至少另外兩種精神性疾患[15]。就精神性疾患來說這相當常見，它們有合併發生的傾向。這或許是因為有些疾病有共同的潛在原因——像是基因或遺傳特質——以及底層的常見神經網路（與腦部失能有關的疾病，例如過動症）。本章將描述經常與過動症同時出現的幾種精神性疾患。罹患這些疾患會使得過動症更加難以管理，而就如我在第五章討論過的，哪怕過動症只是唯一的麻煩，就已經會將成年人置於顯著的困境中了。

焦慮症

「我丈夫從小就診斷出有過動症（非過動型）。結婚之後，他的症狀似乎更嚴重了。他為此尋求協助。過動症藥物改善了一部分症狀，但是他還是很困惑和焦慮。他看過幾位治療師，儘管他們都聲稱自己很清楚過動症，卻似乎不瞭解他的困惑和做出自己偏好決定的困難。他總是充滿懷疑，這使他異常焦慮——反過來說也一樣。他非常不快樂，尤其是他已經這麼努力了。」

焦慮症包括不適當的恐懼、預感、擔心、焦慮或特定（有時不只一種）事物之恐懼症。一般而言，二五％的過動兒童有一種或多種焦慮症。他們發展出焦慮症的比例是一般兒童的三至四倍。有些研究認為，過動成人有焦慮症的數值高達五二％，而研究平均數字，則有三五％的過動成人有焦慮症（見註15）。過動症在成年階段持續得越久，就越可能併發某種型態的焦慮症。有更多的最新研究顯示，第三章中提到的「認知步調遲緩」（SCT）患者，或許更可能有焦慮症的困擾。目前仍不清楚，為什麼持續的過動症（或SCT）併發焦慮症的風險更高。或許，生活各領域主要活動的

註15：Barkley, R. A., Murphy, K. R., & Fischer, M. (2008). *ADHD in adults: What the science says*. New York, NY: Guilford Press.

長期受挫，讓人易於恐懼、擔心重蹈覆轍。但過動症和焦慮症也有可能共享相同的遺傳風險。無論原因為何，研究顯示，如果焦慮不嚴重的話，治療過動症的同時也可以降低焦慮。然而，如果焦慮更為強烈，或是有臨床上的焦慮症正式診斷，例如社交焦慮症或廣泛型焦慮症的話，就需要額外的治療了。

憂鬱症

「我二十六歲了。過去三年，我有過幾次憂鬱症發作，因為覺得人生沒有進展。我覺得時間在流失，看見也很清楚自己總是落入相同的模式：想做一件事、興奮地設下目標，最後總是以不再關注作結（我甚至不知道是哪時候發生的），然後開始做別的事去。我就是不知道該怎麼辦；模式已經重複太多次了，結果我對自己感覺很糟糕，常常覺得自己無法完成任何事情。即使我完成了什麼，例如舞蹈（我是專業舞者），我也太快就把成功忘得一乾二淨。因為一旦有好事發生，我的腦子裡早已經有幾千件別的事情在轉了，通常都是我如何可以做得更好，或是如果我從一開始就堅持下去，本來可以達到什麼目標。」

過動成人更常罹患憂鬱症，或是較輕微的輕鬱症。研究顯示，終其一生，一六%—三一%的患者有罹患憂鬱症的風險，一七%—三七%患者則有輕鬱症的風險（見註15）。整體而言，過動者得到某種憂鬱症的機率是一般人的三倍餘。即使沒有臨床標準上的憂鬱症，確診的過動者也往往覺得喪氣。

我和費雪醫師（在第五章提過）的追蹤研究顯示，過動症青少年在他們的高中時期有較多的自殺念頭（三三%）和自殺嘗試（一六%）。（見註15）當然，一般人在這個時期也有較多的自殺念頭（二二%）和自殺嘗試（三%）；還好到了二十七歲，這些危險都顯著下降了。儘管我的研究主要針對過動症男孩直到他們長大成人，加州大學柏克萊的史蒂芬・漢蕭（Stephen Hinshaw）博士和同事最近的研究則顯示，追蹤過動少女直到她們年輕成人這段時期，其憂鬱和自殺傾向與嘗試也都比較高。[16]如果這些少女在童年或青春期遭到不當對待（虐待或忽視），風險還會進一步增高。

一點也不意外的，最能預測過動症青少年有過自殺念頭的，就是罹患憂鬱症。但他們過動症的嚴重程度也是一個危險因子。關於過動症嚴重程度更重要的是，如果他們難以控制衝動，一旦出現自殺念頭，真的嘗試自殺的可能性就提高了五倍；而他們

註16：Hinshaw, S. P., Owens, E. B., Zalecki, C., Huggins, S. P., Montenegro-Nevado, A. J., Schrodek, E., & Swanson, E. N. (2012). Prospective followup of girls with attention-deficit/hyperactivity disorder into early adulthood: Continuing impairment includes elevated risk for suicide attempts and selfinjury. *Journal of Consulting and Clinical Psychology,* 80, 1041–1051. http://dx.doi.org/10.1037/a0029451。

一旦嘗試自殺，造成的傷害往往更嚴重。

過動症、衝動與憂鬱：可以致命的組合

我二十九歲的外甥伊森就是如此：嚴重的過動症、經歷週期性的憂鬱症，身為一名成年人卻拒絕為這些狀況尋求治療。二〇一三年八月的一個傍晚，和女友口角之後，他衝動地在臥室上吊自殺了。上吊之前，他從房間出來到客廳問繼兄，他們的母親去哪裡了，或許是想跟母親聊一聊之前發生的事。伊森當時顯然情緒不穩，很躁動。當他聽說母親正在家中的辦公室裡做事、不希望被打擾，他走回臥室就用電線上吊了。十五分鐘後，他母親發現了他，可是已經太遲了。證據顯示他原本並沒有打算自殺（沒有出現過一點自殺的跡象，沒有計畫要這麼做，也沒有留下遺書）。我不覺得他真的想要死掉，而是出於對女友生氣的衝動行為，更像只是一個想要自我傷害的姿勢——但做過頭了。那個姿勢可能很快就超出他的控制，迅速而悲劇地結束了他的生命——你只要阻斷腦部血液的供應

十秒鐘左右，就會失去你的運動控制（motor control）。這個例子清楚顯示了衝動、糟糕的情緒自我控制和憂鬱之間的交互作用，如何讓過動者成為企圖自殺的高危險群。

成年過動症和憂鬱的連結尚不清楚，但研究顯示二者可能有共同的遺傳風險（你家裡若有其中一種疾患，就容易在生物學的親屬之間找到患上另一種疾患的）。再加上過動症包括情緒自我控制上的缺失，患者更容易有衝動的情緒，且情緒上來的時候難以處理。憂鬱症也經常與更容易受到社會動盪影響、壓力、不利，甚至成為受害者或是被虐待有關。過動兒童與成人在發展上都更容易遭遇社交壓力。漢蕭博士等人發現，比起與過動症的關係，早期被錯待就會提高憂鬱和自殺的風險。

「我有過嚴重的憂鬱症，幾乎自殺成功。我幸運地活下來了，但原因是我很困惑，為什麼我的腦子從不停下來。不是什麼『念頭一個接著一個』，而是腦子裡一直有停不了的負面思緒——比正面思緒多得太多了！我不可能靠自己控制這些思緒。」

研究顯示，如果憂鬱症不太嚴重，例如輕鬱症或灰心喪志，而過動是主要問題的話，過動症治療可以改善憂鬱的狀況。但是如果憂鬱比較嚴重，就需要另外的治療了，而且需要在治療過動症之前、或是同時，治療憂鬱症，因為它可能致命。

另一個是早期稱作躁狂抑鬱疾病（manic depression）、如今統稱躁鬱症（bipolar disorder, BD）的嚴重情緒疾患。大部分研究，包括我自己的，都顯示躁鬱症在一般人與過動者中的比例沒有顯著差異。但有些研究發現，如果親戚有躁鬱症的話，過動者的躁鬱症比例會較高。如果你所愛之人已經確診有躁鬱症，她就非常可能也患有過動症。有過動症的躁鬱症患者，躁鬱症發作的時間會比較早。例如，到了成年才躁鬱症發作的患者，有過動症的機率是二五％；如果躁鬱症發作於青春期，有過動症的機率是四五％—五〇％。童年就躁鬱症發作的話，八〇％—九五％會有過動症（見註15）。很顯然，躁鬱症使得患者也容易得到過動症，而躁鬱症發作得越早，有過動症的風險越高。

當躁鬱症與過動症相關時，臨床專家建議先治療躁鬱症，因為它是更為嚴重、可能致命的疾患。然後可以使用過動症的藥物及其他治療，但是必須很小心，因為過動症藥物有興奮劑，可能促使同時患有兩種疾患者的躁期發作。

對立性反抗疾患

對立性反抗疾患有一個模式：違抗、頑固、生氣、暴躁、懷有敵意，與其他對立行為，造成與他人人際間的重大衝突。兒童患者的行為對象主要是他們的父母；成年患者則是針對權威者或他們愛的人。過動者發展出對立性反抗疾患的機率是一般人的十一倍。就像本書第一章和第二章討論過的，過動症患者有情緒自我控制的內在問題，因此也使得患者很難管理憤怒與挫折——兩者皆為對立性反抗疾患的標誌。四五%—八四%的過動兒童在過動症發生的兩到三年內會發展出對立性反抗疾患，但這並不僅限於兒童：二四%—三五%確診過動症的成年人也有對立性反抗疾患，而其中五〇%—六〇%記得自己小時候也有程度顯著的對立性反抗疾患（見註15）。也就是說，如果小時候就發展出對立性反抗疾患的話，有一半甚至更多的患者直到成年都會有對立性反抗疾患。

羅患對立性反抗疾患的過動成人，生活會出現額外的障礙。例如，雖然過動症可能是工作表現不佳的主要因素，但卻是對立性反抗疾患讓患者被開除。完全合理。雇主可以忍受某個程度的分心、躁動不安、愛說話、糟糕的組織能力，不會因此開除下屬。但是，如果下屬展現出憤怒、敵意、攻擊性、鄙視、違抗的話，雇主就不會那麼容忍了。

聽起來很耳熟嗎？就像你愛的那個可能也有對立性反抗疾患的過動成人？你可能非常熟悉他們缺乏耐性、容易挫折、暴躁、很快就變臉的困擾。你可能發現他們很快就頂嘴爭吵，甚至不肯做工作上必須做的事情或履行其他義務。你也知道，忍耐或接受這些情緒表現有多麼難。你知道對立性反抗疾患為你們的關係帶來多少戲劇性，以及在協助他管理情緒時，加諸在你身上的壓力有多大。或許你曾與他保持距離一陣子，只為有一段冷靜期。當情緒已經變得像八點檔般難以忍受，你想讓自己的生活正常一些，這是可以理解的。沒什麼關係。特別是當過動成人也罹患對立性反抗疾患時，親友、伴侶經常會出現這樣的反應。

我不是要求或建議你對同時罹患過動症與對立性反抗疾患的所愛之人堅忍下去、成為他的出氣筒或心理治療師。你也有自己的情緒，你有權利尋找自身生活的寧靜；你也有權利覺得受傷或生氣。面對所愛的過動者針對你來的、過度或不應出現的敵意甚至侵略，你可能覺得被冒犯了。我只是希望你持續保持與她的關係。請你瞭解，這些挫折、憤怒與脾氣不是她刻意選擇的不良行為。過動症是一種神經發展疾患，影響了你所愛之人；這是命運而非選擇。你是你，她是她，她對罹患過動症無計可施，她缺乏恰當的情緒調節。你不用幫她的錯誤行為或情緒爆發找藉口——這不是我的重點。請試著理解，為什麼像這些對立性反抗疾患的情緒問題更常發生在你所愛之人的身上；一旦瞭解，只要看起來有可能，你就可以鼓勵她尋求專業協助。我會在第十一和十二章深入討論幾種成年過動症的治療，包括可以幫助減低對立性反抗疾患症狀的過動症藥物。

行為規範障礙症

行為規範障礙症的模式是多種反社會行為，包括說謊、偷竊、打架、攜帶並使用武器、逃家、逃學、不遵守宵禁時間、蓄意縱火甚至性侵。一般而言，有行為規範障礙的人更有可能侵犯他人的權利、破壞社會常規與違背法律。過動兒童在成長過程中，有很高的風險發展出行為規範障礙（二五％－四五％），尤其當是他們已有對立性反抗疾患的話。過動成人現在（或曾經）出現行為規範障礙的有一七％－三五％（見註15）請注意，絕大部分的過動成人沒有行為規範障礙，但少部分在童年及青春期有這些症狀的患者，成年時就比一般人更容易罹患行為規範障礙症。

過動症發展出行為規範障礙的部分原因，推想是過動成人的抑制問題，與伴隨過動症而來的自我控制問題。然而，只有這些缺損並不會自動使人有行為規範障礙的危險。確實，大部分的過動成人沒有行為規範障礙症。過動症的衝動特質必須伴隨著長期發生的其他事件，才能成為發展成行為規範障礙症的指標。其他因素包括行為規範障礙的家庭遺傳風險、父母或親人濫用毒品的問題；不穩定的家庭生活、社經不利、虐待、過動成人在青春期時父母不監督他在家庭外的活動、單親家庭、同儕有少年犯罪及嗑藥的行為也有很大的影響。

當過動者出現行為規範障礙症的行為模式時，確實很難接受。畢竟，經常說謊、偷竊和打架都違反了道德標準，也往往違反法律。我們很容易在道德上批判過動青少年和過動成人，尤其是那些還有行為規範障礙的人。當他的反社會行為使他陷入與他人或法律上的麻煩時，我們很容易覺得他是自作自受；當他的行為最後傷害了他人或他人的財產時，我們很難對他人解釋他的不良行為，尤其是對執法當局和受害者。當他惹上麻煩時，我們也很難在法庭上或成人司法系統裡為他辯護。如果他入獄了，我們得保釋他、幫他找合適的法律救助或賠償受害人，都可能造成經濟和情緒上很大的負擔。我有個人經驗，我的雙胞胎弟弟就同時有過動症及一些行為規範障礙的症狀。

我處理所有與我弟相關情況的辦法，也許就和你發現如何處理你有同樣這些問題的摯愛對象一樣。我們最後視朗為一如那些有嚴重精神性疾患的人，需要家人的關懷、愛、支持，甚至保護。他只是無法好好處理成人生活和相關責任的人而已。

雖然正如我在第五章提到的，車禍帶走了他的生命，但我和我太太寧可這麼想：我們和母親以及姊姊一起努力過了，至少讓他多活了幾年、有更好的生活品質。我們知道和母親住在附近使他快樂，他陪伴她、星期日做飯給她吃、照顧她的房子、在各種地方節慶和小酒館裡演奏音樂、享受家鄉的美景。

我會在這本書稍後（第九和第十章）回到這個主題上：如何適應和協助無法接受自己的過動症、很少願意接受治療，但顯然無法適應生活的過動親友。

反社會人格障礙

反社會人格障礙（Antisocial personality disorder, ASPD）是更嚴重的行為規範障礙形式，而且會一直持續到成年。ASPD的特點是嚴重地不負責任，加上攻擊的症狀、敵意、撒謊，以及前段行為規範障礙提到的其他反社會行為形式。參與研究的過動成人中，根據不同研究，有七％甚至高達四四％，可能符合ASPD的診斷，平均數字則是二五％。而那些青春期就有行為規範障礙的過動成人尤其如此。

有些罹患ASPD的人也可能缺乏對自己不良行為的罪惡感或懊悔，對自己造成的傷害表現出冷漠、缺乏同理心；那些成人也被描述為可能有精神病態的人格疾患。所謂「冷漠」，我指的是他們往往展現出不顧自身或他人安危、一再地工作不保、無法負起經濟責任。例如，他們可能挪用原本要付帳單的錢，花在自己身上、買毒品或其他衝動或娛樂活動，比方說賭博。他們不顧他人安危，像是不照顧自己年幼的孩子，又像是把他們單獨留在家裡，自己出門玩樂。

我希望你的過動成人沒有得到ASPD，尤其不要結合那些前面提到過的精神病態特徵。在這裡列舉的各種疾患當中，ASPD 與更多、更嚴重的不利後果相關。親友看著他這種成年後自我毀滅、反社會，甚至犯罪行為的模式，會感到巨大的心碎、壓力與挫折。儘管這種不負責任的行為會有隨著年紀遞減的傾向，卻已經為 ASPD 成人與他們身邊的人留下毀滅性的後果，常常最後落得入監或死亡，與對其他人的傷害。雖然缺乏對 ASPD 的有效治療，有些研究確實顯示，如果它與過動症有關，藥物可以減少患者的反社會和精神病態的行為。常常，除非多年來一直重複地發生嚴重的後果，ASPD 成人得不到治療，也不想接受治療。或許那時他們才終於明白，不幸的事情發生在他們身上，不是別人的錯，而是跟他自己有關。

反社會行為

過動青少年和年輕過動者即使不符合行為規範障礙症或反社會人格障礙症的診斷，也很可能會有反社會或犯罪行為。當他們確實發展出這些行為，也比較可能會是藥物使用或濫用。這兩種狀況，反社會行為與藥物使用／濫用通常一起發生，而且彼此影響、越來越糟。這是因為不管哪個問題都會誘使人參與到另一種行為上，此處即物質的使用與濫用。相反的情況也可能發生。舉例來說，如果你有吸毒的習慣，像是古柯鹼、快克、甲基安非他命或非法的處方藥，你也許就比較可能偷取金錢或財物去維繫你買毒品的管道。或是如果你酗酒，你也許更可能與人打架。而這兩種情況，你都會比其他沒有吸食這些物質或作出這些反社會行動的人更可能攜帶甚至使用武器。同樣的，如果你參與犯罪活動，諸如偷竊或打架，你的同伴也可能有反社會行為傾向。而這些人比較可能吸毒，或許也影響你這麼做了。

我們知道，某些犯罪行為會一起發生。有偷竊或闖空門習慣的人通常會攜帶武器，一旦失風，也有習慣使用暴力回擊。試想一名成年人涉入一樁犯罪，諸如年輕時逃家，她就更有可能犯下其他的罪，比方偷竊甚至賣淫以求生存。所有這些僅意味著，過動者涉入藥物使用或濫用的最佳指標之一，就是他的反社會行為傾向。

至少有四個因素可以預測過動成人是否會落入犯罪以及藥物使用或濫用：

一、**衝動的程度**。相當合理。對於預測從事非法活動（犯罪）的可能性似乎也是如此。衝動的人——依照定義——採取行動時較不會考慮後果，因此更容易在衝動下做出違法之事。

二、**平時都和哪些人在一起**。如果同儕可能犯法，他或許更容易在影響下照做。幫派就是明顯的違抗性社會影響。不過，不一定是有組織的幫派才會對過動者造成這些諸如犯罪或吸毒等負面影響——只要有幾位反社會或使用藥物的朋友，就足以把他推上犯罪和吸毒的方向了。

三、**教育程度**。教育程度較低的過動者，尤其是像我弟弟，高中都沒有畢業的話，會比上過高中或教育程度較高的過動者更容易出現反社會行為，這可能是因為高中沒有畢業的人，工作機會較少，無法合法地養活他自己。

四、**過動的嚴重程度，與是否從童年持續到青春期**。頑強的過動症本身就增加了犯罪機率。和過動症有關的犯罪包括使用、擁有和販賣違法藥品，以及偷錢買毒品，就像我弟弟。

至少有大約四分之一的過動者成年後會使用或濫用藥品。反社會人格障礙者也有同樣的比例。沒錯，即使過動者沒有其他精神性疾患，也沒有高度持久的反社會活動，他們還是比一般人更可能這麼做，一生至少會有一次。

過動者成長過程中，最常見的反社會行為形式是順手牽羊、沒有受害者的偷竊、闖空門、用拳頭攻擊別人，與違法攜帶武器。任何年紀的過動者都比較容易順手牽羊、偷竊或打架，只要看過動症的本質，一如我在第一、二章所述，就知道那是因為他們比較衝動，更容易受到誘惑。受到刺激時，他們更容易激動，尤其如果他感到挫折與憤怒的話。同樣地，比起我們對照組的成人，有更多的過動成人販賣毒品——這當然表示過動成人更常被逮捕、在監獄中服刑。

無論有沒有過動症，男性都比女性更可能發生反社會行為。不過有過動症的男性又比一般男性更為顯著。如果你有過動症親友，大概已經知道、甚至被扯進他的反社會行為、藥物使用和法律問題歷史了。

不是每一位過動成人都一定會出現反社會行為或吸毒。在生命任何階段開始進行過動症治療，都可以降低他的危險行為、反社會活動，或使用違法藥品的可能性。我們總是可以懷抱希望：過動者早期的反社會行為模式及毒癮，可以因為過動症的專業治療，或是任何相關反社會或毒癮的治療而獲得改善。

邊緣型人格異常

過動兒童中，有一五％—二〇％到成年之間會發展出邊緣型人格異常（Borderline personality disorder, BPD）。（見註15）ＢＰＤ本質上是一種常見的不穩定人際關係，伴隨著自我形象缺損及扭曲、差勁的情緒調節。它通常與衝動的增強有關。ＢＰＤ患者往往在短時間裡，和他人的關係從強烈的崇拜變成完全的瞧不起，極不穩定；同時，患者也害怕、努力避免真實或想像的被他人拋棄。舉例來說，當伴侶無預警地說要去店裡買牛奶，ＢＰＤ患者會指控她其實是打算一勞永逸地離開他，或是去與某人發生一夜情。ＢＰＤ成人通常無法忍受獨處。他們遠遠比其他成年人需要身邊人的一再保證。ＢＰＤ的症狀可能加上了經常威脅或表示要自殺；或是有自殘的行為，包括割或燒自己、過度的穿孔或刺青。BPD成人的情緒起伏大，幾小時內就從易怒到憤怒、焦慮到憂鬱。有時，與壓力有關的偏執甚至解離會出現，他們像是換了個人似的說話和行動，像人格分裂的成人那樣。如果你記得電影《致命吸引力》（*Fatal Attraction*），葛倫・克蘿絲（Glenn Close）飾演的女主角就有這樣的人格疾患。

邊緣型人格異常是一種對個體來說後果很嚴重的人格異常，通常導致這些人所害怕的社交排斥與拋棄，導致經常失業、因衝動消費而陷入經濟困窘、偶爾住院、傷害自己，甚至是自殺。在青年期最有可能發展出BPD的過動兒童，是那些在青春期已經發展出行為規範障礙，或長期處於嚴重的壓力下，或是家庭不穩定，而且可能反覆面對情感、身體或性虐待或忽視。

需要記得的重點

過動成人很可能同時有至少一到兩種其他精神性疾患。最常見的是憂鬱症和焦慮症，或是更嚴重的躁鬱症。過動者甚至很可能有對立性反抗疾患，以及比較少見的行為規範障礙、反社會人格障礙，和有時候的邊緣型人格異常。即使沒有確診出行為規範障礙或反社會人格障礙（兩種涉及反社會行為的疾患），過動成人的一生中也比他人更容易出現反社會行為。第二種疾患會使過動成人的生命更形複雜，在管理他們的疾患方面也是。在各種主要日常活動的缺損中，這些過動成人更因此得面對額外的危險。自然，過動症親友，包括你的人生也變得複雜了。這些都只是更多你不但需要瞭解過動症及其治療，更需要鼓勵你的過動成人接受尚未接受的專業協助的理由。如果他曾經接受治療，後來停止了，現在正是時候恢復治療。

第七章
成年過動症可能是好事嗎？一些成功的過動症故事[17]

或許讀到此處，你已經覺得很喪氣了，看前兩章描繪的各種危機，你愛的過動成人擁有好的生活品質和成功機會的機率相當值得擔憂。不必喪氣，這樣你就大錯特錯了。雖然成年過動症確實是一種嚴重的疾患，如果好好治療，患者也可以擁有快樂或成功的人生。當我在闡明與成人過動症相關的所有問題時，風險之一就是使病情聽來過度病態化，讓人以為親友沒希望了。我一再重申，這不是我的目的。我是想讓大家完全瞭解過動症的各種危機，你的眼睛才能張得大大的，看到受其影響的人常碰到的嚴重問題。這麼做或許能激勵你試著幫助他們應對與此疾患的抗爭。你的鼓勵可能使他願意接受協助，管理疾病，降低本書前面討論過的所有風險。因此，找個合適的機會，建議尚未這麼做的他們接受專業協助吧。

市面上有些書的作者認為，過動症是一份禮物。他們認為過動症賦予他們一些別人所不具備的優點。從我的專業意見，把過動症當作天賜禮物或某種優點是個錯誤，不只歪曲了對這種疾患的科學發現，還可能把疾患的嚴重性縮到最小，養成虛假的希望。把過動症稱為禮物的說法，認真接受的過動成人及其周遭親友可能有更多對疾病的幻想，也會使人們覺得不需要協助患者處理或管理他們的疾病。畢竟，如果過動症是禮物或優點的話，就無須治療了。而且如果有它是這麼一件好事的話，為什麼社會還要在教育系統或職場為這些人提供特殊住宿與服務呢？為什麼這樣一個「禮物」可以讓人得到工作賠償或社會保障殘疾津貼？為什麼過動者在美國身心障礙保護法案裡享有特別的保護呢？[18]為什麼保險公司願意協助給付過動者的治療費用呢？**你**又何需為協助得到這項「贈禮」的他而傷透腦筋呢？你可以看到問題所在了：過動症不可能既是「禮物」，同時又是值得社會幫助與我們慈悲以對的一種失能。

「過動症不是禮物。它毀了我的人生。我從過動症得到的好處是所有人的

註17：為了本章，我從以下許多網站擷取資料並加以匯整：http://www.biography.com；Wikipedia；http://www.parenting.com 的過動運動員與名人名單；http://www.addadult.com；諸如 *The Guardian Elite Daily* 之類的新聞網站。線上雜誌 *ADDitude* 介紹的幾個主題，無論是單獨的或是列表中的。關於對過動症友善工作與職業我使用了在 http://www.healthline.com 和 http://www.everydayhealth.com 上找到的列表，以及線上論壇 *Totally ADD Connect* 上的使用者評論。

註18：Americans With Disabilities Act of 1990, Pub. L. No. 101-336, § 2, 104 Stat. 328 (1991).

同情、不批判，以及大量的精神性疾患知識。我的老闆讓我做專家級的工作，因為他信任我，並且願意為我背書。我花了六年才念完大學，還是因為我媽有在逼我。一旦開始在診所工作，我找到了我的專長。再兩個星期，我會以醫師助理的身分回學校念研究所。當我做我有興趣的事情時，我的腦子裡就只會有這件事，變得超級專注。我可憐的丈夫說我一旦執念發作就表現得像隻比特犬。那個狀態下，我對他很過意不去，因為我會很難聽到、看到或做任何其他事情。還好那為期不久。」

有幾千份關於過動症的文章，沒有一篇指出過動症帶來了什麼相較於一般人而言特殊的優點、才華或能力。所以，不，過動症不是禮物，過動症患者並沒有因此擁有尋常人沒有的特殊或獨特能力。

近來，認為過動症有其優點的專家也逐漸不再這樣說了，因為所有的研究都發現，過動症確實是一種不利的疾病。這些人於是採用了比較溫和的說法。他們說，因為必須與這項精神疾患對抗，過動者因此成為在情緒和人格上都更為堅強的人，甚至更有韌性。過動成人之所以被打造成這樣的人，是因為他們必須經歷、處理疾患帶來的損害，與這些損害在日常活動中引發的受挫。當喀爾文主義（Calvinism）遇上過動症：經由痛苦，我們獲得救贖，並成為更強的人。

對某些人來說，這可能是真的。但那就像是希望我們都得到某種重大疾患，並在戰勝病魔後成為更好的人一樣。人們或許會面臨挑戰，並克服或彌補命運帶給他們的痛苦與不幸，我們也很佩服這些人，但這並不是慶祝這種情況的理由。我們鼓勵那些背負成年過動症命運的成年人面對困難、努力克服，不被挑戰或逆境擊倒，是出於他們生活品質的考量。我們這些過動成人的親人當然應該鼓勵他們這麼做，而且不要誤認為這是什麼祝福或禮物，只為讓過動成人的她對自己感覺好一些。這麼做甚至可能適得其反，導致她放棄為這種疾病接受治療，以免破壞她的「禮物」。這只讓她又多了一個理由，就是當你建議她尋求專業協助時，她為什麼不該相信你；或是使她放棄嘗試面對過動症帶來的問題。我們既不能將過動症過度病態化，也不能將它浪漫化或誇張化。

好了，我們就來看看那些成功處置了過動症，甚至比一般人都還要成功的過動成人吧。這裡的處置與成功都不能歸功於他們的過動症，而是如我將呈現的、來自這人在其他上百個種特質中所擁有的其中一些，使他們能具備某些才能。人們不會因為他們的過動症而成為很好的藝術家、演員、諧星、音樂家、大廚、運動員、電視明星或企業家等等人物——而是儘管如此他們還是辦到了。他們只是很幸運，即便罹患過動症，還是擁有與過動症無關的才華，並成為優秀的人。我弟弟不是因為有過動症才成為有天賦的搖滾吉他手，而是因為我們家族和先輩一直有非常優秀的音樂家、也因為他廢寢忘食地精進這項才藝。當然也由於我們的母親知道他有這項非傳統職業的才華，而這很可能拯救他免於學校教育帶來的夢魘，所以在他輟學後、需要找個工作或天職來養活自己，我的母親決定在他的音樂事業初期給予經濟上的援助。身為軍人的父親非常反對他輟學，逼他繼續努力，母親則選擇抵抗當時的社會風氣以及父親的意見。她打從心底知道他生病了，無法像一般青少年那樣，在傳統的教育系統裡踏上成功之路。畢竟那還是一九五〇和六〇年代，幾乎沒有人知道過動症是什麼，學校的教職員還反過來責怪我的父母，說我們太常搬家，或是太保護他。

過動症患者確實較不壓抑。我們都知道，不壓抑的人比較能夠展現創意。低壓抑程度有助於想到或嘗試天馬行空的點子，當其他人還為了它們不尋常、不切實際、看起來沒什麼相關而壓抑自己想法的時候。一般來說，這不會使得過動成人顯得更有創意。比起有創意但沒有過動症的一般人來說，他們的衝動可是非常過頭的。但也有特殊的例子，即本身就高度有天分、才華與創意的人，剛好也罹患過動症，他們的觀點創新、更願意在事業或專長上冒險，有些天馬行空的想法剛好就讓他們發大財了。同樣地，過動者看起來活力充沛而且一般來說不知道在忙什麼。這有好有壞。如果這個過動者剛好運動神經發達或具備企業家的才能，而且身邊有親友能夠引導他過剩的精力，利用特殊的地區資源（見本章麥克．菲爾普斯〔Michael Phelps〕的段落），好事就會發生。才華加上過剩的精力，輔以親友的指引和他們找來的資源，就可以推才華一把，協助他取得其他過動症患者所得不到的成功。

同樣地，沉浸於過動成人的成功故事時，通常只關注他不尋常成功的一面，比方說他的職業，很容易忽略了他在生活其他面向的沉浮，像是社交、財務、法律、親密關係、物質濫用等等（比方麥克．菲爾普斯和泰．潘尼頓〔Ty Pennington〕）。

我們也不要忘記了，成功的過動成人之所以能夠成功，往往是因為他們早就知道自己過動，並且接受治療，而我將描述的幾位過動成人的成功故事，我認為他們的親友扮演了至為重要的角色。能夠在特定專業上獲得成功的過動成人，身邊往往有非常支持他們親友；親友協助、保護、鼓勵、支持、組織、引導、資助，或以其他方式刺激過動成人向成功邁進。這些親友也為過動成人打開了門，讓他有機會接近成功。

美國奧運金牌游泳健將：麥克．菲爾普斯

根據維基百科，麥克．菲爾普斯（本書出版時他三十一歲）是奧運史上最成功的運動員。他參加過二〇〇八、二〇一二和二〇一六年的奧運，得過二十八面獎牌，其中有二十三面金牌。二〇〇八年他第二次參加奧運時，我第一次聽說他有過動症史。電視新聞深度報導了麥克和他的母親，黛博拉．蘇（Deborah Sue），她是一位中學校長。她說麥克在學校表現不好，非常過動與衝動，需要某種有建設性的管道發洩他

過剩的精力，所以她讓麥克在七歲那年去學游泳。她這麼做不只是為了讓他發洩過剩的精力，也因為他的兩個姊姊當時已經在地方上的游泳隊裡了。六年級時，麥克診斷出有過動症。麥克的母親以及兩個姊姊顯然花了大量時間確保他有組織、有方向。他的母親為他安排了教練，並持續游泳。同樣重要的是，她把他的每一天以十五分鐘為一個單位、寫好行程表，讓這位能量十足卻毫無方向的年輕人安排他的一天。沒錯，從他的傳記來看，青春期的麥克除了上學、吃飯和睡覺之外，全部時間都花在游泳上了，沒有多出來的時間讓他惹上任何麻煩。麥克從小就參加游泳比賽，贏得無數獎牌，包括奧運。顯然他是個很有才華、很努力、很成功的年輕人。

麥克是因為過動症才成為天才競賽泳者嗎？不。無論是游泳或其他運動項目，目前沒有研究顯示這個領域有更多的過動者。確實有證據證明指出，過動者比其他人更可能選擇體育作為專業，或在各種層級參與運動。原因可能是，比起其他專長，過動者在體育專業或運動方面更能良好運作（較不受挫）。他們在這些領域並沒有表現得比他人更好，只是相較在其他方面，他們的過動症造成的傷害較少。這就是尋找適合自己的專長。我們每個人都會這麼做。時間一久，我們會知道根據自身的才華、缺陷、傾向與興趣，往哪些方向會成功、哪些方向會失敗。因此我們會不斷地挑選我們做得來甚至擅長的項目，避開我們缺乏才華、沒有成功過，而且可能失敗過的項目。

還有，麥克的父親（一九九四年與黛博拉．蘇離異）也是有才華的運動員，甚至曾經嘗試為華盛頓紅人隊（Washington Redskins）打專業美式足球。他後來成為馬利蘭州騎兵。麥克的兩個姊姊也很擅長游泳，所以麥克一家都明顯有運動才華上的（基因）遺傳。比方他的姊姊惠特妮有能力參加競技游泳，也曾試著加入美國奧運隊，卻因為受傷而中斷事業。我們不能忽視運動天賦的遺傳可能，以及鼓勵並支持運動的早年家庭環境，與麥克的游泳專長。我們也需要提到他的職業生涯指導教練、前競技游泳選手巴布·包曼（Bob Bowman），「非常願意培育他在乎的人，以獲得成功。」[19]

菲爾普斯據說競爭意識非常強，這和過動症無關，而是他獨特的個性；他比大部分游泳選手要高，臂展更大（手臂長、肩膀寬），關節彈性也特別好，這些條件都使得他游泳時更有利[20]。再者，現在已經知道，無論兒童或成人，體能運動是可以暫時降低過動症症狀的有效方式；運動對於過動者的幫助大於其他疾病的患者。所以我要說，他的母親黛博拉實在是太棒了，因為她讓麥克進入了競賽游泳的世界，而麥克能夠在這個體能活動中堅持不懈，花無數的時間練習他出眾的才華，對他來說也是好事。

但是，麥克還是遇到麻煩了。二〇〇四年，他十九歲，因為酒駕被捕，罰款美金

註19：Van Valkenburg, K. (2008, August 3). Phelps' voyage. *The Baltimore Sun*. Retrieved from http://articles.baltimoresun.com/2008-08-03/sports/bal-te.sp.phelps03aug03_1_swimsuits-and-energy-bars-michael-phelps-teenageroutgrowing。

註20：Hadhazy, A. (2008, August 18). What makes Michael Phelps so good? *Scientific American*. Retrieved from http://www.scientificamerican.com/article/what-makes-michael-phelps-so-good/。

兩百五十元，緩刑十八個月，必須出席戒酒協會的聚會，加上社區服務（向高中生演講酒駕這個主題）。二〇〇九年，緊接著他在二〇〇八年奧運的傑出表現，麥克到南卡羅蘭納州立大學訪問，結果被拍到手中拿著水煙管（通常是用來吸食大麻的）。他對這些場合的判斷力不夠，結果失去了和早餐穀物公司的合約，無法出現在早餐穀粒的盒子上。這也害他被美國國家游泳隊禁賽了三個月。二〇一四年，麥克再次因為酒駕被捕[21]。

關注麥克的某些問題不是想貶抑他在運動上的傑出成就。他犯的錯誤顯示了過動者可能在某些事情上表現優良、非常成功，但是在其他方面還是會因為過動症症狀（衝動、不注意等等）而遇到麻煩。我列出麥克的問題，就是要大家看到，並不是過動症本身讓他獲得成功。

請注意麥克身邊的人如何協助他的：

- 發洩精力；
- 專注於發展他的運動才華；
- 找到地區資源，進一步協助他發展運動天賦；
- 讓他和在學校遇到的困難保持一些距離；

- 在經濟上和情緒上支持他；
- 讓他一直游泳、有組織，大部分的日子裡沒有時間惹上麻煩。

毫無疑問，這些都協助了麥克在學校碰到的問題，而且他的母親還是學校的副校長和前教師呢。她已經教書幾十年了。麥克遇到問題時，她自己會教他，也會讓學校注意到他嚴重的注意力缺失，需要特別協助。她請了數學家教，用運動的例子協助他瞭解數學問題，而當他在課堂中一直打擾別的孩子時，她為他安排了分開的座位；她也發展出暗號策略，提醒他控制情緒，尤其是他的脾氣：在他搞砸游泳比賽的時候。她建議家長和過動孩子形成合作團隊的關係，協助他度過工作與人生的挑戰。

麥克表達得很清楚，家庭、尤其是母親，對他的成功有多麼重要。他一再公開感謝他的母親、姊姊和教練。過動者身邊的親友們確實能夠有建設性地影響他們。

也要記得，麥克擁有資源讓他得到訓練，以達到成功。別的過動者，即使很有運動才華，卻不見得擁有這些資源。除了母親的協助，他進入巴蒂摩爾游泳俱樂部（Baltimore Swim Club），在那裡遇到他的教練。美國鄉下就不會有這種資源。或是考

註21：SI Wire. (2014, September 30). Michael Phelps arrested for DUI in Maryland. *Sports Illustrated*. Retrieved from http://www.si.com/more-sports/2014/09/30/michael-phelps-arrested-dui-maryland。

慮到他的教練搬到密西根、在密西根大學（University of Michigan）體育系當教練時，帶著麥克，讓他當助理；這裡提到的只是他人提供給麥克的一小部分資源與機會而已。對於環境資源較不豐富的其他人來說，家庭和社區資源確實能夠減少、甚至是超越過動症的一些不利影響。毫無疑問，麥克．菲爾普斯是才華驚人、成就非凡的游泳選手、人道主義者，也是其他人、特別是運動界的模範。他值得所有的成功和財富，但是，我們不能忽略了他的親友與資源對他成功做出的貢獻。

其他也患有過動症的成功運動員還包括了高爾夫球員伯巴．華特森（Bubba Watson）；已過世的體操選手路易斯．史密斯（Louis Smith）；柔道選手艾胥利．麥肯基（Ashley McKenzie）；足球明星和播報員泰瑞．布德蕭（Terry Bradshaw）；足球員安德．布朗（Andre Brown）和維吉爾．格林（Virgil Green）；棒球明星尚．維克多提諾（Shane Victotino）、安德烈．多爾斯（Andres Torres）和彼得．羅斯（Pete Rose）；田徑明星賈斯丁．凱特林（Justin Gatlin）；曲棍球員卡米．葛納托（Cammi Granato）；競速划船選手亞當．克里克（Adam Kreek）；職業籃球明星麥可．喬丹（Michael Jordan）和克里斯．卡門（Chris Kaman）；奧運十項全能選手布魯斯．賈納（Bruce Jenner，變性後現在叫做凱特琳〔Caitlyn〕）；贏得環法大賽的自行車選手葛雷格．里芒德（Greg LeMond）；專業摔角選手麥特．摩根（Matt Morgan）以及其他人。這些運動家讓我們看到，雖然光靠過動症無法讓運動員成功，但它也不會是阻礙。

成功的音樂家與電視明星：亞當．拉文

生於一九七九年，亞當．拉文（Adam Levine）以搖滾樂團魔力紅（Maroon 5）的主唱、音樂家及作曲者廣為人知，其二〇〇二年的白金唱片《珍情歌》（*Songs About Jane*）讓他成為巨星。近來，你或許知道他是當紅電視節目《好聲音》（*The Voice*）的評審之一；你或許也見過他在二〇一二年首次登上螢幕，演出電視節目《美國恐怖故事：瘋人院》（*American Horror Story: Asylum*）以及電影《曼哈頓練習曲》（*Begin Again*）。他生涯中得過許多音樂獎項，身價上億。他公開地說，他在青春期就診斷出過動症並接受治療。

亞當的父親佛列德（Fred）是一間連鎖商店的創辦人，他的母親派西（Patsy）是升學輔導顧問。小時候，他的父母就離婚了，他也為此接受心理諮商。亞當（就像我弟弟）從小喜歡音樂，在學校很叛逆，「不想做他們教我的那些事情」[22]。到了青春期，他使用毒品，像是迷幻藥，但是因為毒品和他的安眠藥安必恩（Ambien）會產生不好的反應，就戒掉了。他在高中和朋友組了第一個樂團「卡拉的花」（Kara's

註22：Stuart, E., & Effron, L. (2011, November 17). Maroon 5's Adam Levine's playlist: Top 5 songs that impacted rocker's style. *ABC News*. Retrieved from http://abcnews.go.com/Entertainment/maroon-5s-adam-levines-playlisttop-songs-impacted/story?id=14966693。

Flowers），被唱片公司 Reprise Records 發掘，並簽下一張專輯的合約。但唱片和它的首支單曲並不成功，合約被取消，樂團也解散。儘管他進了五城大學（Five Town College）念音樂，亞當又輟學並和幾位以前的樂團團員重聚。根據唱片公司高層的建議，樂團加上第五位成員、改名為魔力紅。他們在二〇〇二年推出的第一張唱片就大受歡迎，連續兩年贏得葛萊美獎；之後，亞當．拉文繼續為許多知名歌手如肯伊．威斯特（Kanye West）、艾莉西亞．凱斯（Alicia Keys）、五角（50 Cent）、阿姆（Eminem）和「瓶中精靈」克莉絲汀娜（Christina Aguilera）寫歌，與他們一起表演。

不像其他過動症患者，亞當經常公開提倡大眾對該疾患的瞭解，包括和沙爾（Shire）製藥公司合作，製作關於過動症的影片《擁有它》（*Own It*），也和美國諸多重要的過動症協會合作，例如過動症兒童與成人（Chidren and Adults With ADD, CHADD）和注意力缺損協會（Attention Deficit Disorder Association, ADDA）。他也為《過動雜誌》（*ADDitude*）寫了一篇文章，描述自己身為過動青少年和過動成人的經驗。

文章中，亞當談到他一生都在與過動症奮戰，無法安靜坐著、無法完成功課等等。他感謝父母對他很有耐性，並協助他。他也感謝治療他的過動症醫生。後來，他不再服藥之後，無法專注寫歌或錄音、組織思緒或完成事情，因此他又去看醫生，得知自己有成年過動症。他再度開始服藥，對藥物的反應很好。他一直持續服藥到現在，公開討論自己的過動症，毫不在意。另外一位歌手兼作曲家賈斯丁・汀伯萊克（Justin Timberlake）也是如此。

電視明星、模特兒、演員與木匠：泰・潘尼頓

泰・潘尼頓現年四十，最早是以服裝、手錶和飲料公司的平面模特兒進入流行產業，然後在電視劇《顛倒乾坤》（*Trading Places*）中飾演一位木匠。他隨後在電視節目《改頭換面：家庭版》（*Extreme Makeover: Home Edition*）擔任主持人九年，歡樂活潑，極受歡迎，直到節目於二〇一二年停播。之後他參與了許多電視特輯的演出，不但得過艾美獎（二〇〇五、二〇〇七），也是藝術家和高明的木匠。他甚至有自己的木製家具公司。泰是希爾斯（Sears）公司自己的家居裝飾和家具產品線的顧問和名人代言人；他寫過好幾本關於家庭修繕的書，是一個房屋改造節目公司 Marketplace Events 的合夥人。他也做過很多慈善工作，例如與夏威夷的慈善機構合作、教殘障兒童衝浪和其他水上活動。他的慈善活動包括參加名人體育賽事、為慈善機構募款、為拜爾（Bayer）藥廠宣導心臟健康。最近，他協助幾種過動症藥物的製造商沙爾製藥，向大眾宣導成年過動症，並上電視公開談論這些事。

就像麥克・菲爾普斯和亞當・拉文一樣，泰・潘尼頓也是億萬富翁。也像他們

倆，他小時候在學校遭遇可觀的困難。他的母親伊凡．潘寧頓（Yvonne Pennigton）說他在學校有嚴重的注意力缺失問題。她說一年級時，他把桌子扛在肩膀上，在教室跑來跑去，逗同學發笑。老師說他很聰明，但是坐不住，常常被送到校長室挨罵。就像許多的過動兒童，泰非常過動，據他母親說他會從屋頂上跳下去、在街上亂跑，完全不注意有沒有車。他自己也在一場訪談中說，自己小時候是個災難，簡直可以印在過動兒童的海報上做代言了[23]。他很擅長拆東西和做東西，也因此接受了相關訓練，最後成為木匠。

泰的母親獨力撫養兩個孩子，在餐廳當服務生同時讀夜校，最後拿到臨床心理學學位。她的訓練讓她瞭解泰在學校的問題出在哪裡。七〇年代，她就讓還在念小學的泰接受檢查和診斷。她也學著用行為改變策略，例如獎賞制度，協助泰完成功課。泰在學校也接受特殊教育服務，母親和老師合作，建立行為治療計畫。八〇年代，她終於跟泰討論他的過動症，建議他回去找醫生繼續治療。他開始服用興奮劑藥物協助他更加專注。他也回到藝術學校念書，成績很好，儘管之前輟學，最後還是順利畢業了。在他固定演出電視劇《顛倒乾坤》前，泰有過很多不同的工作，像是當模特兒、建築工、平面設計以及表演工作。

在那篇《過動雜誌》的文章[24]中，伊凡說道：「即使今天，他的即興表現仍然會讓我心臟病發作。」她指的是在電視上看到泰拿有滑輪的凳子當作滑板，滑下很陡的坡道。如果她的經驗教會了她任何事情，那就是家長應該學著欣賞過動症帶來的獨特性。她說：「以前阻礙泰的特質現在正是他最大的資產。很多家長會專注於孩子做錯的事，我則鼓勵家長專注於孩子做對了的事。如此一來，就有無限的可能。」

泰在一次接受同樣有過動症的主持人格蘭・貝克（Glenn Beck）[25]的訪談中提到自己的過動症：

「我是說，整件事情就像是一直在改變心意，等一下、等一下……我又有新的主意了。但這些主意講的都不是同一件事。你知道，通常你不會是第一個被選上去做這件事情的人，因為你不會完成計畫。你就是一直拖、一直拖、一直拖。然後就是我的信心開始崩盤……直到我念大學，終於接受治療，我才明白：等一下，你知道嗎？我其實很有才華。我可以念完大學，可以有一些成就。」

註23：ABC News (Producer). (2008). *Celebrities with ADHD: Ty Pennington.* Retrieved from http://www.youtube.com/watch?v=RKdfSqy4NOs。

註24：Dutton, J. (2008, April/May). ADHD parenting advice from Michael Phelps' mom. *ADDitude.* Retrieved from http://www.additudemag.com/adhd/article/1998-2.html。

註25：All direct quotations in this chapter from Ty Pennington's interview with Glenn Beck can be found on Beck's website (http://www.glennbeck.com/content/articles/article/196/12741/).

關於過動症治療，泰說：

「接受治療並不會讓我的個性消失，我還是那個人，但是我可以完成任務了。我可以說完一整句話，而且真的可以完成清單上的事情了。」

關於治療的優點，泰說：

「我一開始服用甲磺酸賴氨酸安非他命（Vyvanse），立刻就像有人給了我一副眼鏡似的，忽然可以看得清楚了。我可以看到我以前看不到的事情，我可以看到我的錯誤，也知道如何改正錯誤。我的成績變好了，我可以專注了，我完成了不只一個計畫，而是三個計畫，大家都看到我多麼有才華、有競爭力。接下來，我不只有創意，我還能完成我的想法。別人真正可以看到我在說什麼，而不是我一直需要解釋我的想法。之前，別人會說：『呃，你在說什麼？』」

很不幸的，泰也像麥克．菲爾普斯，曾因酒駕被逮捕。這種過錯、以及許多駕駛上的問題，在過動成人的生命中相對常見，一如我在第五章討論過的。泰獲得三年緩刑，駕駛執照吊銷三個月，參加三個月的戒酒治療計畫，還要參加戒酒協會的聚會，就像麥克。

也像麥克・菲爾普斯和亞當・拉文，泰也對某件事情非常感興趣、非常有才華，花很多時間在該領域練習，加上親友協助他，將才華轉化為成功的事業，即使這並不屬於一般常規的成功途徑，這個領域不需要受過高等正規教育。如果能夠得到過動症的診斷與治療就更好了。

其他有過動症的名人包括名廚傑米・奧利佛（Jamie Oliver）、節目《與星共舞》（*Dancing With the Stars*）的舞者凱琳娜・施莫諾芙（Karina Smirnoff）、演員威爾・史密斯（Will Smith）、喜劇演員金凱瑞（jim Carrey）、名媛芭黎絲・希爾頓（Paris Hilton）、童星克里斯多福・奈特（Christopher Knight）、電視主持人格蘭・貝克、喜劇演員豪伊・曼德爾（Howie Mandel）、政治顧問兼評論家詹姆斯・卡威爾（James Carville）、電視明星蜜雪兒・羅德奎斯（Michelle Rodriquez）、影星兼導演及劇作家的雷恩・葛斯林（Ryan Gosling）、演員伍迪・哈里森（Woody Harrelson）、女星瑪麗特・哈莉（Mariette Harley）、歌手小甜甜布蘭妮（Britney Spears）、歌手兼製作人威廉（Will. I .Am），以及碧昂絲（Beyonce）的妹妹，歌手索蘭芝・諾利斯（Solange Knowles）。

適合過動症的工作

「我二十四歲，女性，最近才發現有過動症。我覺得這最令我挫折的就是無法找到合適的職業方向。很多醫生不願意提供這方面的洞見，似乎這樣做不符合倫理。我覺得需要有人告訴過動成人：『聽好了，有些工作會很困難，最好不要找這種工作。』我最近從醫學院輟學了，因為覺得沒興趣。事實上，我以前有過很多不同的工作，全都是因為無聊而辭職。我不想一直像現在這樣，住在我媽媽家的地下室。我也不知道為什麼這麼晚才被診斷出來。總之，以你的專家意見，哪些職業最適合、或最不適合沒有接受治療的過動者呢？」

你可以從很多傳記簡介中看到，過動者可以很成功。不過，他們的成功往往是走非傳統的方式，而且他們在學校都遇到困難，有時還跟警察打交道。這同樣暗示著某些職業或工作——其中許多是非傳統的，可能更有助於過動者成功。這些職業都比較能夠容忍過動者缺乏注意力、過動、衝動、不照牌理出牌，有時候情緒較強的特質。我在此肯定不是說，過動症是送給這些展示出各種才華的成功人士的禮物，比方說音樂、演戲、表演藝術、競技與運動，或創業。無論這些人有沒有過動症，都擁有這些才華；但是，如果一個人真的有這些才華，哪怕他們有過動症，在這些職業上也許亦能夠獲得成功。不過，正如我舉的例子，接受治療可以進一步協助他們更加成功。這些成功者的職業，旺盛的精力和創造力甚至有可能是資產。但在某些活動或職業，則要加上正確的個人特質、智力和天生的才華。即便萬事都具備，還要得到親友與同事的支持和鼓勵才行。

如果你關心的人是尚未找到志業的過動青少年或年輕過動者，或是想要轉換職業的過動成人，你可以想一想各種不需要一直安靜坐著的職業。建議他嘗試不需要長時間專注在無聊事情或任務上的職業。那些可能成功的追求不應該壓抑他的想法、不能造成社交孤立、不能引起強烈情緒、不能要求他被動配合。你也不要鼓勵他們嘗試需要長時間保持安靜、不斷重複做無聊工作、負責計畫和執行需要好幾週甚至幾年的複雜任務。

我相信你可以想到其他對於過動症比較友善的職業特質。一開始，先考慮他有什麼才華與能力。如果不確定，鼓勵他去做職業性向測驗。只要你需要而且負擔得起，就幫他支付測驗的費用。將他的能力傾向與你在第一、二章學到的過動症限制合起來思考，然後想一想能隱惡揚善的職業。

以下是一些我認識的病患及其他過動症專家發現到的、較能接受過動成人症狀的職業：

- 行銷和市場推廣、零售業銷售員；
- 辦公室接待人員；
- 體育老師、運動員、物理或職能治療師、健身房經理或個人健身教練；
- 戶外探險、野外活動、營隊輔導；
- 漁夫、商船、航運業；
- 捕魚、打獵、步道導覽或野外解說員；
- 森林保育員、警察或消防員、機場守衛；
- 軍人；
- 手作型的工作，例如木工、水電、磚瓦、屋頂、景觀、建築、修車等等，並且自己當老闆；
- 貨車或計程車司機（除非有在服藥，否則不要當公車司機或長途卡車司機）；
- 汽車或重型機車的修繕與賽車；
- 有線電視裝修；
- 攝影、錄影或其他關於影像的工作；
- 運動播報員或記者；

- 演戲、喜劇演員、其他表演藝術、詩人、舞者、歌手、音樂家、音樂製作人、音樂指揮等等，或是教這些人；
- 花藝師；
- 髮型師、理髮師、美容師；
- 技術相關的工作，例如電腦或手機銷售員、美工設計、大公司裡的科技部門；
- 電玩遊戲試用員（沒錯，真的有這種職業）；
- 和急難救助有關的工作，例如急救助理、急診室護士和醫生、軍醫等等；
- 小學老師；
- 烹飪（例如廚師、麵包師傅、廚房經理）、飲食服務、調酒師、食物配送、食譜作者、餐廳評比介紹；
- 飛行員、空服員、航空公司櫃台服務員、行李運送、飛機維修；
- 過動症指導教練；
- 創業；
- 律師（法庭律師或其他）

需要記得的重點

成年過動症不是禮物。它沒有好處、不是祝福、不是獨特才華或優越的特質。但是過動症狀可以和其他才華或天賦結合，加上高智力、家庭或社會環境的支持以及特別的資源，也能夠獲致成功。正確混和這些元素，過動症可能多少有助於患者的成功。過動成人的成功關鍵之一就是他們找到了自己擅長並有強烈興趣的專業。第二個關鍵就是親友相信他們、支持他們的才華與能力，即便這些是非傳統的才華或領域。這些家長或親友不強調傳統上的學業成功，而是：

- 以過動兒童、青少年或成人最適合的任何方式受教育、擁有知識，尤其是在他有能力與才華的領域；
- 打開各種職業或進一步受訓練的可能性；
- 取得不常見的資源；
- 找到導師或教練，以及其他資源，協助他更進一步發展他的能力和才華；
- 協助他們組織，更有結構、更能負責任；密切地督導、用各種方法取代額葉或功能腦的作用，補償患者這方面的弱點，包括時間管理。

這樣你就擁有了成功的公式：

能力＋親友＋支持＋鼓勵＋結構＋進一步發展的非傳統通路＋對過動症患者的信任與接納。

對於你愛的過動成人，你可以想到如何在他的生活中注入任何成功元素嗎？

第八章 成年過動者對你的影響

如果家有過動成人，你一定在各方面都受到影響，尤其是你們關係密切或互動頻繁時——比方身為其父母、伴侶或夥伴、手足，或是好友——也一定看到了過動症對患者日常生活的影響。以下我將討論過動成人對你的生活上可能造成的影響。

「我的家庭正處於很重要的轉折。我們的女兒二十一歲了，仍然有過動症的症狀，而且被寵壞了（後果之一就是挑起我們的爭執！）她是我的寶貝，但丈夫是我的生命，我們在一起二十九年了。他受夠了！拒絕再玩。我覺得自己很像必須選擇讓哪個兒子活下來的所羅門王。我提議和女兒一起搬出去——順帶一提，她是個可人兒——協助她管理過動症，再帶她回家。他是真的退無可退了。」

生活困擾與犧牲

家中如果有過動成人，而他正經歷我在前面章節提過的一種或多種不好的情況，家人的生活很難不受到打擾，或是根本不可能不受到打擾。他曾經或現正持續的學業困境或許會影響身為父母、伴侶或夥伴的你，因為你希望也需要他順利成為一個完全獨立的成年人。你可能還在幫他付部分或全額的學費，但他成績不好、玩得很凶，或是其他不負責任的行為，沒有好好把握教育機會；看到你自己辛苦賺來的錢就這樣扔進水溝裡，你感到憤怒；他甚至可能輟學，最後無法找到任何有前景的好工作。

如果你是父母，你的過動兒女還可能在輟學、辭職或被解僱後，搬回來和你一起住。或許會像我弟弟一樣，為了保護他不置身於更嚴重的威脅，你就是無法對那些重要的帳單或迫在眉睫的大事以拖待變。你被迫可能是再一次地出面為他們調解說項，以免事態擴大。也許你幫他們支付了重要的帳單，像是欠了很久的車貸，這樣他們的車子才不會被收回。或是像我對我弟弟做的，支付他的子女撫養金，免得他被逮捕。你或許必須安排醫生或牙醫，治療他長久被忽視、無法再拖延的健康問題。比方說，我弟，還有之後他的兒子，根本不在意他們的牙齒都爛到可能引起敗血症或心臟病了。所以你必須介入，付牙醫或醫療帳單，讓他們至少從這個威脅中開始痊癒。

但一名過動症親友會消耗掉的可不只你的金錢和你自己的資源；你的時間、生活、工作以及其他作為一個自給自足成年人的重要活動都會受到打擾。你需要花額外的時間協助她度過難關，帶她去她需要去的地方、安撫她得罪的人，或勸說她的上司「再給她一次機會」等等。

這些都需要花你自己的時間，而你很可能已經有別的重要計畫或答應要做的事情了。結果你必須取消自己的活動、犧牲自己的興趣，處理他的問題。而因為過動親友生活中的這些或那些危機，使你必須要請假，甚至妨礙了你自己的工作。或者你需要犧牲一些和你自己家人相處的時間，以協助對方處理又一個問題。無論你需要做什麼，都必須改變你原本的計畫、去幫她解決最新的危機。除了你的時間，你甚至可能有好一段時間必須放棄你急需的睡眠，去處理她當下的麻煩，而這不僅直接與她在晚上碰到的問題有關，也與你為她的狀況恐懼、擔心有關。所有這些與其他你得為她做的事情，只代表你必須放下一切你計畫好要做或需要去做的任何事情，去協助她和她最近的問題。

別忘了為這些問題或危機的付出與犧牲，也會影響你和別人的關係。例如，如果你是過動成人的配偶或伴侶，他的衝動、情緒化和危險行為會負面地影響到你們彼此的朋友、同事、主管或雇主、鄰居，還有孩子和親戚的關係。當你愛的人有過動症時，你不是只有付出經濟上的代價與自己的時間，你也要為你的社交圈付出代價。你曾經因為親友過動症的那些症狀、衝動的情緒，和相關的執行缺陷而失去朋友嗎？你曾經因為他的過動症導致的說話得罪人、過度展現情緒、無法信守承諾、欠債不還、自我中心、社交互動上的強勢等等行為，必須與伴侶、親友、鄰居，甚至是陌生人，費力修補關係嗎？你曾經為了他的過動症相關舉動及所引發的後果，犧牲自己的婚姻品質、和孩子的關係、你的社交或職場人際網路嗎？

我不是要你去博取同情，而是想提醒你，你的生活受到干擾了，你做出了犧牲。你不應該繼續下去，但我也不是要你批評他、攻擊他或放棄他。我只是要指出你為他所做的、超乎尋常的犧牲。我懂得這些犧牲。我曾經處在相同的狀況中。我寫這些，是為了承認這些會發生的耗損與你不為人知的犧牲，同時指出你對這些事情有的任何情緒，像是被嚴重低估甚至被視為理所當然的、超出對親人日常職責範圍的犧牲。長久以來，你的努力沒有受到感激。我會多談一點這些感覺。如果我們不瞭解過動成人為我們生活帶來的遠不止耗損、意外的麻煩與犧牲，就無法真正瞭解或珍視你的感受、知道你值得獲得肯定、信任與尊敬。

是的，我們偶爾都需要協助我們愛的人，因為這屬於關懷的一部分。這種協助與善意是人類生活傳統的一部分，而且只會偶爾發生。我們知道這樣的協助是互相的，而這就是相互關照的意義。關係中有彼此平等的犧牲。然而當這樣的破壞一再於你的生活中發生，頻率遠高於一般親近、彼此關懷的關係，那麼就不是對等的了。這不平衡，而且當需要的已不僅僅是常規的幫助，它便成了單向的自我犧牲。有時你會感到疲倦、消耗，甚至切斷你和所愛的過動者間的關係。

過動成人尋求協助的頻率與規模，往往與他相對能幫助你的方面不成比例。我的猜想是，即使他們偶爾為你付出，也只是小小的協助。不對等的協助大大落在你這一側，你不但覺得生活受到干擾，也會深深地感到不公平；你甚至可能覺得在被他利用了——就像他們在占你的便宜。倘若真是如此，這就不只是不公平，他還一再地依賴你拯救他們於自己的不良判斷，顯得極為自我中心，對你和你的生活、需要、責任與資源也非常不體貼。你可能覺得「簡直是夠了！」結果還是一再地被拉進另一個他造成的、而且沒有你的協助他自己解決不了的危機或災難之中。你可能覺得像被困在一列前往自我毀滅的火車上、被綁在一塊沿著無止境的危機之路往下滾的巨石上，或是被永不結束的需求與意料之外的戲劇性黑洞的強大磁場給捕捉住了。

如果你的兒子或女兒是過動成人，可能會覺得自己對孩子有道德上的責任，生活不得不持續受到她在經歷的麻煩干擾；如果你是過動成人的配偶或是伴侶，可能覺得自己被承諾與婚姻的誓言困住了；或許，你覺得自己並不想要「照單全收」這些責任與承諾。不斷協助他的問題、生活不斷受到干擾，可能已經讓你們的關係極為脆弱，甚至破裂了。畢竟，身為她的父母、伴侶、愛人或友伴，你能付出或是忍受的有限。一旦她的行為干擾到了你的生活，光是穩定她的生活，你就必須做出犧牲了。但這種狀況一再發生，你可能覺得她向你這個情感銀行帳戶的提領不會有結束的一天。

我很感激你曾經幫助過她，挺身出來，做了這麼多犧牲。這表示你是一位道德操守很好的人。我只希望你知道你並不孤單，許多人都做過類似的犧牲，而且我們這些人很少、有時甚至完全沒有受到感激。

壓力更大

「我的大兒子詹姆斯（現在二十一歲了）有嚴重的過動症，以及一堆共伴的疾患。這一路上，對我們每一個人都不容易，尤其是對我的小兒子提姆（十八歲）來說。他比哥哥小三歲，而我們家長期的混亂已經使他精疲力竭好多年了。他完全受夠了。他已經對這些戲劇化、被當作攻擊目標、獲得父母同等的注意這些事疲倦得不得了。他長期與焦慮、恐懼及常見的混亂相處了很久。我怕他很快就要得憂鬱症了。提姆也因為哥哥的問題而變得憤怒、有攻擊性，並且依靠吃來紓解情緒。他抱怨有一個『懶惰得要命』的哥哥，要我『把哥哥關起來，我們好過正常生活』。兄弟倆的怒氣與衝突越來越嚴重，如果事情沒有改變，他們的關係可能將永遠無法修復。我不知道下一步該怎麼做。」

很顯然的，如果家裡有過動成人，你不斷地受到他的言行後果，以及他和其他家人之間的衝突影響，壓力必定很大。你經常在最後一分鐘或是深夜，突然必須面對他引發的麻煩事，而且頻率遠遠超過一般人的家人相處。

你的壓力不但來自各種不利的干擾，同時來自看著你的親人與生活所需奮鬥。我們看著他人、特別是自己所愛的人，面對負面事件，難免會擔心、難過，感到困擾，這是因為某種程度上，我們會身歷其境般再親身體驗一次那些壓力事件。即使我們沒有直接參與到過動者的危機，只是從遠處觀看，我們還是感覺到了這些情緒。某方面來說，我們知道經歷那些壞事或經驗是怎麼回事，那與正經歷真實的悲劇或傷害的人們感覺是相同的。即便我們不是有害事件中的一員，看別人受苦也會困擾我們。這種同理心、特別是對我們所愛之人的同理心，會形成第二層壓力，對我們的生活和情緒福祉施加它的不良影響。

所以你一再接觸到比一般沒有過動親屬的人更嚴重的壓力，包括主要的（參與）和次要的（目擊）壓力。既然主流媒體上已經寫過所有關於壓力對我們生活帶來的不良影響，我不必告訴你你可能更容易暴露在包括壓力引起的疾病、情緒問題以及其他問題中。我會在第十六章進一步說明，你該如何針對這些壓力準備好自己。本章只想指出，過動親友可以經常為你帶來更多、更頻繁的壓力狀況。你需要更注意降低這些壓力。你需要讓自己對壓力更有韌性，在它發生時不要受到負面的影響。

親友有過動症的情緒影響

除了犧牲與壓力，過動成人的親友也會有其他情緒影響。我接下來會加以介紹。

一開始的興奮或有趣

有時，當你剛認識或愛上過動成人時，一開始的反應可能是興奮、有趣或刺激，因為他多話、參與度高、行程滿檔、冒險、什麼都不怕，簡言之令人覺得有趣或有吸引力。他們不會有一般人的社交焦慮，不壓抑自己。她可能更容易興奮、富於表達情感、有趣，對魅力或情感反應敏捷。有種人會放下一般人的謹慎，嘗試別人可能卻步的冒險。她甚至可能看起來很勇敢、強壯，願意冒險。

和過動成人相處，一開始很令人興奮：他願意追求刺激，例如極限運動、說走就走的旅行、危險的嗜好，或就是生活難以預測——非常迷人的個性。持續幾個星期、幾個月的話很好。如果關係發展得更親近，你們花更多時間在一起，甚至同居，那就要小心了。衝動、冒險的生活型態很快變成不必要的冒險和不負責任的行為。在過動成人的孩子氣底下，是衝動、分心、無法預測的本質，無法面對或處理日常生活無聊卻重要的責任。如果不處理，無聊的事務會成為下一個危機，比方信守承諾、保住工作、守時、管理金錢、付帳單、持家、撫養甚至督導孩子、保持健康、人身安全、照顧別人與遵守法律等等。這些日常責任不會讓人覺得興奮、冒險、刺激，但是如果不處理，卻會造成麻煩。

易怒

過動成人的不良行為和衝動做出的決定，往往導致不利後果，親人經常需要一再出面幫忙處理問題，最常產生的情緒就是易怒、煩躁，甚至憤怒。尤其是不良後果對其他（沒有過動症的）人來說顯而易見的時候。你會問：「他怎麼會做出這種事？」「他到底在想什麼？」「他到底有什麼問題，才會惹上這種麻煩？」

舉些例子：從我以前的患者、我們研究的參與者和我自己家庭成員的生活，考慮下列情況——

- 有過動症的姊姊剛剛打電話跟你要錢，就在她告訴你她離開第二任丈夫（和孩子），和高中情人私奔之後。昨天晚上，她參加畢業十週年的高中同學會，與高中情人重逢，然後她堅信這是她的真愛。有哪個已婚、有孩子的女人會做出這種衝動又荒唐的事？你問。

- 你有過動症的哥哥從監獄打電話給你。他又被警察抓起來了，這次是因為在夜店外面賣大麻。他（當然）極需要你幫他請一位律師，保他出來。你心想，他到底在想些什麼？這已經不是第一次了。
- 你的過動伴侶提早回家，說她剛剛辭職了，因為她為了她休息太久或是太懶惰的問題，又跟上司吵架了。她從來沒想過，很難再找到工作，或是有帳單要付。你問自己：「她怎麼能又做出這種事？」

這些都是真人真事。聽起來很熟悉嗎？一再重複、不成熟、衝動的決定，最終使你惱怒，甚至對你所愛的人生氣。你的情緒反應、講理、爭論甚或威脅都不會長期改變他們的行為。你知道沒有重大改變的話，這種事情會再次發生——只是時間遲早的問題。

挫折

你也可能體驗到極大的挫折：再說一次，因為無論你想做什麼、一般人會怎麼做以求幫助你愛的人學會不要再做那些事，似乎最後都收不到成效。你會發現自己經常陷入得幫助他們擺脫另一種不成熟，不負責任或衝動行為的需求，而與他們同齡的其他成年人就是知道這些事不能做。如果努力改變情況未果，我們會覺得非常挫折（與憤怒）。沒有接受治療的過動者不會單純因為事情的後果，或是你對他們的挫折就痊癒了，他們的衝動行為會持續不減。你會想吼他們：「長大吧！」「醒一醒！」「像個大人好嗎？」告訴他停止，不要再做出衝動的決定——可是完全沒用。除非他接受評估、診斷，與適當的治療，否則他是不會進步的。

羞辱和難堪

儘管比較不常見，但我們不能忽視在與過動成人相處時，這些偶爾出現的情緒：社交尷尬、羞辱或難堪。尤其當你是過動成人親近的家人，例如父母、配偶和孩子的時候。你的過動症親友會定期表現出各種行為讓你在社交場合覺得難堪，或讓羞辱更上層樓，比如衝動的不恰當言行、冒險、缺乏組織與時間管理，與情緒調節不佳等。有時候你會為她的表現覺得很丟臉，尤其是有別人在場的時候（或是你不在場但稍後聽說了）。或許你們兩個晚上一起去酒吧，她跟人發生爭執，生氣了，把飲料潑到別人臉上。或許你們參加聚會，她喝醉了，捏了朋友或鄰居老公的臀部。或許她把很曝露的自拍照寄給一些熟人，有人深感被這過分親暱的舉動冒犯，打來跟你抱怨。更糟的是，也許她沒有好好顧著小朋友，為了買新衣服在商場裡把小孩搞丟。

或許你有自己的公司，讓有過動症的成年孩子或配偶在公司任職，因為他在別處工作一直遇到麻煩；你發現他一直挪用公司的零用金，或是開始聽到員工抱怨，他總是浪費時間在跟迷人的經理打情罵俏，或是身為團隊一員卻經常沒有出現，害別人工作量增加只為了準時完成任務。我可以從臨床案例到我自己的家人身上舉出無數真實的例子。但所有這些情況的原因都是患有過動症的親人判斷力不佳、無法原諒或單純不成熟的舉止，在重要的社會脈絡下引起的尷尬和羞辱。

喪氣

最後，你承受了太多來自過動症親友不斷重複的衝動和不負責任的舉動所帶來的煩躁、挫折、憤怒或羞辱，終於感到沮喪與喪氣。即使你不斷努力，情緒打擊就是一直來；除了暫時解決眼前的危機，無論你做什麼似乎都無濟於事，只會有另一個麻煩、問題或危機出現。而危機頻繁、不請自來又毫無預警。當人們不斷碰上逆境而所有的行動都只是徒然時，他們通常會感到喪氣、氣餒、無助，甚至沮喪。他們對所有徒勞的反應也可能是哀傷——所有失去的機會、錯過的成功可能，或其他出於他們的才華、能力、聰明才智與其他素質應該會帶來的成就。我們哀悼他們要是沒有罹患過動症的話、原本可能成為的人。我們也可能哀悼我們為了支持身為過動者的他所受到的干擾與犧牲。更別提萬一我們所做的沒有改變他的人生，甚至只是讓他好好活著。我知道這種感覺。它們非常傷人。

一些身邊有過動成人的人會體驗到所謂的「習得無助」：情緒變得麻木，不再試圖阻止所愛之人的長期問題，不再為瞭解決危機而試圖調解。他們情緒上就是無法再付出關心或嘗試了。所以他們也不再這麼做。就像情緒的沙包，他們承受任何打擊：所愛之人惹出的各種麻煩、衝動的情緒，甚至是虐待。他們就是接受了，沒有比錯愕或麻木之外更多的反應。這種狀況通常發生在關係無法輕易結束的時候，例如親子關係，無論有過動症的是哪一方；或是因為經濟因素或孩子而無法離異的婚姻。你就是不能像一般人那樣拋棄所愛。放棄或疏遠他們不是一個選項。無法逃脫這些麻煩的時候，人們就變得麻木、屈服，接著習得無助。他們持續前進，但是缺乏更進一步的反應，不再努力避免下一個問題、危機或情緒攻擊。這種反應並不尋常，因為它是這種喪氣——出自無法逃離的重複困境——的非常進階狀態。但它還是確實會發生。我希望你還沒有落得習得無助。你也許不瞭解，不過仍有極少數你別無選擇的情況，包括我在此詳述的那些。

罪惡感

當然，如果我沒有提到罪惡感這個頗為常見的、你也許就有的反應，對過動症患者親友的情緒影響調查就不算完整。尤其是過動成人的父母。社會幾乎毫不質疑地深深相信，特別是兒童的不良行為，多半來自家長的壞榜樣。而**家長的壞榜樣**，一般人通常說的是**媽媽的壞榜樣**，不過社會也可能會為了允許孩子表現出不良行為而指責父母雙方。我們的文化認為，自我調節很大程度上是由學習而來，而大部分學習則來自父母養育我們的方式。如果兒童或成人表現得缺乏自我控制，別人立刻會想到，是他的父母沒教好。你可能也跟社會上其他人一樣會這麼想；倘若如此，養大過動症孩子的過程中，你無疑會經常出現罪惡感。每次成年孩子行為不恰當、衝動或不負責任時，你就會產生罪惡感。即使沒有人直接責備你，你也可能會責備自己，比社會責備你的還要多。

當我們的成年孩子行為不良時，雖然不見得是我們的責任，但是他們的行為還是反映了我們本身，而我們以父母的罪惡感承受著這種社會反射，好像我們失敗了，沒有教會孩子社會化，變成一個負責、文明、行為良好的成年人。我們經常想，當初我們可以怎麼做，才能預防這樣的結果？儘管以神經發展的角度看過動症，這個問題的答案是「沒辦法」，而你也許直到現在才知道。多年來，你都在責備自己，充滿了罪惡感，覺得自己在某些重要方面失敗了、沒能好好養大這個孩子，導致他們的行為缺乏自我控制。希望這本書可以協助你今後不再感到罪惡，雖然它無法抹去過去那些年來你有過的罪惡感。光靠你的親職表現，不會也無法造成你的成人孩子患上過動症，以及與之相關的自我調節不足。

疏遠

對我們這些家中有過動成人的親友來說，這種情感上的結果不是不常見；可以是週期的疏遠或放棄，無論是你的決定或是他們的決定。因為經歷與所愛之人長期的壓力、困擾、一再地犧牲、煩躁或憤怒，你可能決定暫時不跟他來往比較好。你想要擁有一些平靜與安寧，一個重新過自己日子的機會，並感到幸福、滿足。因此你決定暫時不跟他接觸。尤其是如果他否認自己的疾患、抗拒治療或中斷治療的話。有幾年，我和我弟弟就是這樣：他不聯絡我，我也不聯絡他。

你提供給別人的任何協助都應該是出於你自己的選擇。你可能來到了一個臨界點，覺得最好暫時和患者不要來往。可能是因為他不願意面對重大問題，你們吵了一架，需要一段冷卻時間。這段冷卻期可能只有幾個星期，也可能持續多年或更久。

你不應該因為這段分開期而有道德上的壓力。當你選擇限制或結束雙方的接觸時，並不表示你失敗了，在這段時間，你可以讓自己的生活恢復秩序，重新取得平衡的情緒，照顧自己的健康以及長期福祉。沒有人期待你成為犧牲奉獻的聖人；事實上，這麼做還適得其反，你對他們更幫不上忙。因為你的長期犧牲，你可能在情緒、經濟、健康上都每況愈下。簡言之，休息一陣子，對雙方都好。

這種疏遠，即便只是暫時的，也可能是因為患過動症的對方選擇離開你，或是雙方都這麼選擇。曾經有許多年，我和我的雙胞胎弟弟的中年生活沒有什麼交集。以我的角度看，主要是因為事業、婚姻和孩子讓我很忙碌，加上還要照顧年邁的父母。但是我也覺得他一直犯錯，做出錯誤的人生決定。他的價值觀令我無法苟同，例如為了新的女友離開妻子和孩子；為了在搖滾樂團演出的少量機會而繼續放棄工作，無法支付孩子的撫養費用；持續嗑藥；不承認這一切問題是他自己造成的。他認為問題來自過度要求的妻子、冷漠或有敵意的父親、有敵意或自私的上司，或所謂明明答應過卻不提供他錢、住宿、交通以及其他協助的朋友們。

從他的角度，我們之所以疏遠是因為價值觀不同，我住得很遠，他喜歡視我在事業上是個工作狂、有著很「物質的」生活，而我明白表示不贊成他選擇的生活方式；也因為我開始拒絕繼續給他錢，或是繼續在他惹上法律麻煩而打電話來時保釋他。我們需要跟對方保持距離，追求各自的欲望與選擇。我需要不受到他時時發生的危機束縛，以及因此產生的經濟負擔。

你可能已經知道，和過動成人維持關係非常困難。他們聯絡你的時候，一定是有麻煩了，需要你幫忙。否則的話，他們不會努力參與家庭活動——偶爾拜訪你一下、參加家庭聚會、參加節日慶祝、訪視新生嬰兒、協助照顧年老的父母，或是偶爾對彼此的生活表示關懷……這些一般人會做的、讓家人凝聚在一起的事情。這樣的關係會很單向，而不是彼此互相關懷。

毀滅性的情緒

親友是過動成人時，還有一種在極罕見的情況下才會發生的負面情緒。我親身體驗過，希望你永遠也不會有這種經驗。然而，如果未能在這裡說明這一點，雖然它可能很罕見，但對一本針對所愛之人是過動症成人的書來說，將是重大的疏失。這種罕見但極端的情感影響被稱為毀滅。當我姊夫打電話來，說我弟弟在車禍中喪生，我體驗到了毀滅。另一次是他成年的兒子，也罹患過動症，在七年後自殺了。我從臨床經驗得知，其他過動成人的家屬也有相似的經驗。幾年前，一位過動成人的家屬寫信給我的一位同事，述說他們家的悲劇故事，以及因此而來的毀滅性情緒。他們的成年兒子有過動症。他們允許我在〈情緒崩潰的故事〉中分享它，他們的身分特徵也都經過改變。

當過動親友遭遇嚴重不幸時，有那麼一陣子，好像我們腳下的世界崩解了。我們非常震驚，幾乎失去時間感，無法相信發生了什麼事，悲劇怎麼可以就這樣發生呢？我們被現實揍了一拳，有一會兒，我們無法相信事情真的發生，更無法想到接下來的嚴重意義與後果。哀悼繼之發生，正如夜晚必然降臨。那個當下，就是**毀滅性**的一刻——正常的情緒和生活被摧毀了。我們對人生擁有某種恆常性的感覺被突然出現的悲劇消除了。希望這一刻永遠不會發生在你身上。但是你需要知道，在我們這些試著幫助所愛的過動成人的親友之中，它確實會發生，也已經發生在其他人身上。

情緒崩潰的故事

艾倫（假名）是個有過動症的年輕人。他已經離開家了，但是隔一段時間都會回家與父母同住，因為他就是無法獨立生活。而他回家的時候，總是給父母和其他家人惹麻煩。他們會再度鼓勵他離開，免得他的不良行為和嚴重後果毀了這個家。

艾倫有吸毒的歷史，包括飲酒，危險駕駛，高度衝動與無法自我調節行為，和情緒管理困難。最後這引發了一場悲劇：一個晚上，他載著女友和她的阿姨，開車去保母家接孩子。他出了嚴重的車禍，他和女友都因為多重骨折而住院。女友的阿姨則因傷重停止呼吸，並必須空運到附近的創傷中心；她最後保住了一條命。艾倫血液中的酒精值超過法律規定的數倍。他因為酒駕肇禍而被判入獄多年。唯一值得慶幸的是，還好他的孩子當時沒有坐在車子裡。多年來，艾倫的父母一直努力，試著讓兒子成為一個獨立、負責的成年人，然後就發生了這場悲劇。艾倫的母親描述自己體驗到的毀滅性情緒，就好像「我們（她和她丈夫）自己被車子撞上一樣」。

滿意及快樂

「我們很幸運，找到相信過動症的神經心理專家來診斷我們的女兒，她當時二十歲。她有所有的症狀，對她的大學學業非常干擾。她總是需要比別人更努力，才能跟得上。她說她每篇文章都必須重讀兩、三次，因為她的心思會一直漫遊。她說她無論多麼努力專注在課堂或功課上，就是管不住心思。她還在念小學時，學校的解決辦法是把她放在跟不上課業的班級裡。我們知道她很聰明，只是不擅長考試，也為此受苦。最近，她做了全套測試後，我們的神經心理專家辨識出她有過動症。她相信過動症藥物應該會有明顯幫助。

「我們把報告和神經心理專家的結論拿給精神科醫生看，他便開了藥給我們的女兒。反應很立即，她發現自己在大學班上的表現超好。這完全改變了她的生活。現在，她不僅覺得自己很聰明、屬於班上優秀的一群，也在生活各方面都提升了自信。她從懷疑自己是否真適合念大學，變成在非常好的大學裡表現成功。她現在是不一樣的人了。」

在我結束負面情緒影響這部分描述之前，先來先提供解藥吧。這是我想要給你們的。請瞭解，過動成人的親友，在情緒上受到的影響並非全是負面的。除了稍早提到的，在認識過動成人之初，比方說約會時，會體驗到的刺激與興奮之外，也有其他值得一提的正面反應，那是一個人可以體驗到更高貴，而且持續一生的情緒反應：就是當患者在他們的人生裡獲得成功、滿足、有效或快樂，甚至喜悅時；這往往來自治療與親友建設性的支持。因為你的同理心，你可能也會感到快樂、喜悅、驕傲，並在當我們摯愛的人克服他們的過動症相關問題、找到成功與幸福時，一起慶祝他們的成功。

你不只是從他們的滿足感到滿足，你也會因為自己積極參與了他的改善，或協助他們克服過動症在其人生道路上設置的障礙，而感到有成就感、驕傲與成功。畢竟，若不是有你在情緒、社交、經濟上，以及其他方面的協助，他們今天的成功或積極調整就可能無法實現或達到這番程度。

當你是過動成人在成功治療上的積極成員之一，你就有理由分享他的成就感與滿足感。記得我在前一章描述的成功故事嗎？你看到親友的支持與協助有多麼重要，幫他找到自己的志業、發揮才華、取得過動症治療、在非傳統的領域尋找機會與資源，才得到了不只是好、而是成功的結果。這些成功人士的父母、手足與其他親友都積極協助過動者兒童和青少年追求夢想，克服疾病帶來的障礙；他們協助所愛之人找到自己的獨特領域，讓他們不僅是成功，還是最好的那個。所以幫助過動成人的人們都值得我們給予掌聲。他們應該為了患者的成就感到滿足、成就、喜悅與驕傲。為了所有這些幫助，祝福他們。

協助過動成人，反而會鼓勵他做出壞選擇嗎？

你無疑明白，在某個層面上，過動成人帶給你的干擾、依賴和犧牲，和幫助家裡有某種生理、精神或發展困難的患者不太一樣。他們面對的壓力可能比你的小很多，因為他們家人的需求很明顯、嚴重——沒有他們的協助，家人就危在旦夕。也因為這些疾患不僅可以從外觀上看出，它也不是病患自己造成的。他們可能更接近「上帝的旨意」，或是命運使然、無可避免的天災。

但是當我們面對過動症患者時，他的執行功能障礙在生理上並不明顯，就很難給人同樣的感覺。過動成人沒有任何外顯跡象，讓人忽視了他隨時需要協助的事實。他的障礙並非出現在生理上，而是在他的行為上。他的行為所造成的苦果看起來似乎是他自找的，是因為他太衝動、考慮不周、莽撞，跟命運一點關係都沒有。

在大家眼中，你愛的人因為自己的行為（過動症症狀以及執行功能障礙）不斷讓自己陷入不利的窘境。她所經歷的那些遲來的結局，就是大家都能看出那麼做會得到什麼的結果。怪不得大家會開始覺得這是過動成人的她自找的。做了選擇，就有責任——我們必須為我們的決定和行為負起責任。因此我們覺得困擾，認為患者多少該為發生在她身上的事負起責任。這也幾乎無法帶出他人對受過動症之害者的瞭解，甚至同理。

你（和其他人）難免會想，不斷地幫他阻擋、減少或最小化他行為所帶來的困境，會不會反而是在幫他的問題火上加油呢？身邊有過動症親友的人，衝突的感覺經常不斷地拉扯。患者可能正面臨威脅，問題很急迫，需要你的幫忙。但是危機往往是他自己的考慮不周或疏忽造成的。你可能想，如果你每次都要介入他和他自身行為的後果，他最終會學到教訓、不再這麼做嗎？

你可能想堅定地對待懶惰或不負責任的年輕人。你想要他搬出去，不再支持他。我不贊成如此。這其實是拋棄他。有些專家錯誤地相信，當生活給他教訓之後，他就會因為自然的後果而學乖了。你可能一直覺得心裡不安，覺得如果你不堅持教訓他的話，其實是在毀了他的人生。

這裡的答案是不，你不是。除非你積極鼓勵他住在家裡，整天玩電玩，不去上學或就業，你就不是那種推動者。除非你給他錢去購買毒品，鼓勵他不負責任、逃避成人的責任，甚至行為不良，否則你就不是在鼓勵他維持有問題的人生。你只是偶爾給他一些有建設性的協助而已。

是的，我們大部分人會從後果學到教訓——我們學到，現在的行動會造成立即的後果。你若把手指放進火裡，就會被燒傷，以後再也不敢這麼做了。過動成人也是如此。這種學習稱為斯金納式（Skinnerian）學習，或稱為操作學習，任何有神經的生物都有這種學習能力。你所愛的人也有。這不是害你的親人陷入麻煩或需要你協助的那種反應行為。

你愛的人出問題的學習是發生在執行腦裡。這與在得不到當下立即或明顯的回饋，也不一定能得到按照計畫的結果時，延遲目前的作為行動、但只要花點時間思考、就能預見延遲行動的可能結果有關。過動者無法辨識什麼情況下行動應該要延遲、要三思，也因為無法預見，結果就是他們的行動。過動症患者的延遲後果學習就是這種特殊型。我們經由時間與執行腦連結當下與未來，儘管行動與後果之間有很長的延遲，我們可以將兩者連結起來。這也使我們盡力不去重蹈覆轍。

請注意，當下的行動與未來的後果之間，有一段時間差。瞭解我們的行動不但有立即的、也有延遲的後果，是倫理與道德的基礎。這讓一個人能夠預見延遲的事件，關心自己的行為對自己或別人造成的長期後果；這讓我們能夠抵抗當下的誘惑，為之後的福祉選擇相反的行動。執行腦讓我們放棄眼前的滿足，追求之後更大的獎賞，而非向當前的利益屈服。

這種人類的遠見也是社交技巧和合作的基礎，一種理解的狀態：儘管我們可能在所有自身利益方面與他人發生直接衝突，但從長遠來看，如果我們彼此都表現得文明些，我們的自我利益終將趨於一致。只要降低自己的切身利益，長期下來，每個人都可以從中獲益，並生活在一個更加和平、合作的社會。當我們與人合作，通常會做出一些犧牲（勞力、資源），我們的合作對象也是，這樣我們才能為了之後更大的利益一起向前。過動成人比較難停下來考慮稍後的結果或他們正在做的事情。他們的缺乏抑制、自省和預想，使他們無法像別人那樣停下來，考慮自己的言行會帶來什麼後果，而這會給人衝動、容易生氣，而且不道德（他們不考慮自己行動對他人造成的影響）的印象。

很容易看出來大家為什麼不瞭解過動成人、視他們為缺乏道德操守——有人格缺失、缺乏判斷力，應該受到責備的人了。一般認為，這種道德失敗的根源在於一個人的意志力——他們選擇以這種方式行事。因此，他們被看作自私又貪婪；或是被判斷為教養不好，不但責怪他，也責怪他的父母。總之，不瞭解過動症的人會認為過動成人不道德。但做出這些判斷的人都大錯特錯了。

這類跨時間的經驗學習與前額葉或執行腦有關，即過動症產生的區域。這就是為什麼過動成人的執行功能受到嚴重影響。人生中的重大後果往往不會發生在當下，而是之後，而過動成人在行動之前沒辦法想得這麼遠。倘若過動者的大腦無法跟一般人一樣連結現在與之後，他們就容易、甚至重複犯下只會導致不利後果的錯誤。

你愛的過動成人有神經上的問題，降低了他們連結現在與未來的能力——無法快速、輕鬆地預見當下的選擇之後會有什麼後果、現在的處境將連結到遙遠的結局。就像我之前說的，他們看不到時間，說得更精準一點是：看不清楚未來。因此，他們比一般人更常碰上麻煩。一般人會預見後果，於是不會貿然採取行動。這些都在在顯示，過動成人並非刻意不遵守道德標準，也不是因為他缺乏好的教養，而是因為他們也無能為力的神經缺損。儘管很常見，但過動成人並不應該因為他們的作為既不顧自己也不顧他人的福祉，而得到道德上的批判。

如果一個人從車禍中倖存，而他大部分的額葉（執行腦）受到傷害，使其之後的行為變得不負責任與不道德，我們不會這麼嚴厲地批判他。我們會瞭解車禍造成了他神經結構和行為上的改變，我們會同情他、憐憫他。我們會希望他獲得藥物和心理治療，幫助他從受傷中獲得補償。我們會努力保護他免於自己作為的傷害。所以，如果過動成人因為同樣的原因（額葉受損）而出現相同的行為，我們難道不該對他的行為採取同樣的態度？我認為是如此，不過接下來我要討論但書。

一位妻子如何決定切斷牽絆——但不是完全切斷

我在奧勒岡州一家小型大學擔任諮商師。我丈夫是巴西人，來美國五年了。我們有共同的朋友，有些朋友也和他有相同的文化背景，但我認識他兩年就結婚了，對他的認識則完全沒讓我準備好跟他共同生活的事。在他出身的巴西鄉下，人們從不談論任何可能與「發瘋」或精神疾病有關的事。婚後，我發現他無法控制情緒。真希望我們的朋友之前就讓我知道這一點——哪怕他們不知道如何正確地描述它。

我可以看得出來，我丈夫的家人很愛他。他們選擇婚後才告訴我，他們非常高興他遇到我，因為他「很特別」。意思是他有嚴重的問題。

我已經開始睡眠不足了，因為他似乎隨時都可以沒理由地發脾氣、抱怨。我很快得知他的前妻以為我很有錢，打算為了提高子女的撫養費向他提出告訴。她用一則則簡訊轟炸他，接著他就大發脾氣，結果自己累到無法上班。

有大半年，我們只靠我的收入過日子，我發現自己被丈夫的行為吞噬了。我們無法好好解決他前妻的要求，因為他一談到這個就會發脾氣，而且他很缺乏組織，不斷破壞我們擬出的任何計畫與策略。

我們去見一位精神科醫師，尋求協助。醫生解釋，過動患者有時會忘記去門診，或是覺得自己不需要去。醫生開了一個月的處方給我先生。我的健保只付一次開三個月的藥物，所以我們每個月要花三百美金，而且是現金，買他的藥。醫生其實知道我們的經濟狀況，但是堅持如此。

雖然我快要沒錢了，我還是幫我丈夫買了機票，讓他回鄉省親，並安排讓他在里約熱內盧見一位過動症醫生。我沒有告訴他，我隨即取消了住處的租約，把東西寄放到倉庫裡；透過朋友，我找了一處租屋，可以擁有安靜的夜晚、規律的睡眠，進行正常的對話與計畫，並且不用再幫他收爛攤子了。我努力支持人在巴西的丈夫，並且付我們的帳單。

他發現我把他無限期地留在巴西，非常生氣。但是他也瞭解，在美國的一百美金，在巴西等於是一千兩百美金那麼好用。我們住在一起的生活如此混亂，親友都叫我離開他。他們說，我不應該持續支持他。我還沒準備好那樣做。如果我忽然離開他，他可能嘗試自殺。我很高興當初決定請他的巴西親友協助他。

成年過動症是解釋，而不是藉口

從神經學的角度看，過動成人其實和患有其他明顯、嚴重的生理疾病的人很接近，但後者的親友不會質疑，就願意提供協助。過動成人也需要親友協助應付他們的疾病及困境。就像我說過的，你的協助不會增強他們的問題，就算讓他們繼續經歷自己的所作所為所帶來的人生重擊，也不會讓這些問題減弱或消失。你提供的幫助不會促成她更多的不良行為，就像父母看護腦性麻痺或智能不足的孩子，並不會促成她更嚴重的生理殘疾或智力損害一樣。你提供的任何幫助不過是幫助一個額葉受傷的成人罷了。所以，幫助一名過動成人，收回你對她的支持並不是解決辦法。如果沒有你的涉入或協助，她的障礙當然會持續下去，而她的生活狀態很可能變得更糟糕。

好的，你能夠接受你的協助不會鼓勵過動症的問題變得更加嚴重了，但這也沒有讓他變得更好。這裡有個很大的差異：我們提供給身體殘障或腦傷親友的協助，和我們提供給過動成人的協助不一樣。請注意，過動成人的問題是無法預見未來的後果。別的生理殘障人士沒有這個問題，但過動症的患者有。解決過動成人困境的辦法，不是單單原諒他的行為、幫助他減低傷害，而是縮緊、控制他的行為責任。

關鍵是瞭解這些後果的時間差才是問題，如果你辦得到，就試著減少或消除它。這代表將更多的直接責任和更多的直接後果，甚至是人為的後果，注入過動症親人的生活中，而不是完全放棄問責。所以是的，就像我們對待任何身體殘疾的親人那樣，提供她幫助，但要更進一步，並在可能或可行的情況下，堅持結合這種幫助，以便將來為她在該生活領域的行動安排更大的責任感，加上額外的支撐、情境結構、監督和問責，以及我將在本書稍後詳細討論（第十一到十八章）的其他人為後果。這裡重要的是概念，（還）不是如何做的細節。

接受你的協助，代表她同意對別人負起更多責任，接受更頻繁且立即的後果，並參與過動症治療，降低之後再度發生危機的可能。你的協助不應該是無條件的——代價是你所愛之人願意在可行的時間和地點，承擔該問題領域更大、更直接的責任。這也意味著你愛的人必須參與她問題的建設性解決方案，而不僅僅是試圖將那些影響極小化。你提供協助不是反應式的，不是等到危機發生，你就出面保護他；它應該是積極主動的，例如鼓勵他接受更多職業訓練或教育，或接受治療。你可以提供經濟協助，幫助他邁向經濟獨立；你將仔細監督他的治療；開啟其他的大門，讓他有機會改善生活。

我們如何適應我弟弟

以我家為例，我弟弟朗的第二任妻子因為他不工作、無法提供經濟支持，加上嗑藥而趕他出去；他因為睡在停在公共沙灘上的車子裡遭到逮捕。法庭強制他接受治療。我的妻子和我已經看得很清楚了，他多年來的吸毒、犯罪、數不清的短暫工作、拋棄妻子和孩子、無家可歸和被社會排斥已經讓他身無分文，極需持續的支持與協助，包括醫療、牙齒保健、經濟與精神科治療。如果這些需求得不到滿足，他可能會流落街頭，甚至死亡。

我的妻子和我重新和朗開始來往。我們安排他住在我母親房子的樓上。房子是我們買的，也是我們在負責維修。我們帶他去看醫生和牙醫，提供日常零用金。我們懷抱著原諒與同情，像是照顧殘障親友一樣地照顧他。如果我們不幫助他，命運或悲劇會如何對待他呢？我們無法接受這樣的結局。

因為他的危險駕駛、喝酒、糟糕的金錢管理以及壞朋友，他還是會定期惹上麻煩，但是已經好多了。如果我們不成為他的安全網，他就可能成為遊民、營養不良，甚至死亡。我們更常講電話或見面，一起參加家庭聚會，享受相處的時光。我們各自以自己的方式照顧年邁的母親。雖然有很多問題，我的生活又有我的雙胞胎弟弟參與了，這對我很重要。我們五十六歲時，發生了那場車禍，這一切都結束了。雖然他的生命以悲劇告終，我的妻子和我都相信，他還活著的最後那幾年，在我們重新開始來往之後，他的生活品質好多了。如果我們一直不往來，後果將更為糟糕。而且我們認識甚至幫助了他那我們從嬰兒時期就沒見過、他們與他們的父親也沒見過面的孩子（現在都是年輕人了）。

需要記得的重點

身為過動成人的親友，只要你參與他們的生活，一定會以各種方式體驗到過動症對你情緒上的影響。很多這樣的人告訴我與我的同事，他們所愛之人的過動症帶來的各種影響，與他們自己生活中不良的自我調節。這包括由於過動成人經常發生的問題、課題和危機對他們自身生活的干擾，因此像您這樣的親人可能會被波及。你在自己的家庭生活、工作、睡眠，甚至自己的社交生活中都可以感受到這些干擾。幫助過動成人解決他們的問題和危機，也會使您做出各種超出前述干擾的犧牲，包括從財務上減輕或緩和那些危機的不利後果。

此外，親人的成人過動症可能會對他人產生許多情感上的影響，像是她的父母、配偶、伴侶、兄弟姊妹甚至親密的朋友。其中包括增加的壓力、焦躁、憤怒、丟臉、羞辱、羞恥、喪氣、失去勇氣、憂鬱、罪惡感、習得無助，在極少數情況下，甚至是降臨在你所愛之人身上毀滅性的悲劇。從好的方面來說，他們自動、令人興奮、刺激、有趣、幽默、冒險，尤其是你一開始認識他們，被他的多話、追求感官刺激、什麼都不怕、衝動的生活風格吸引的時候。當然，短期很好玩，好像在度假似的。但是在面對日常生活的無趣卻重要的責任時，就糟了。最終，你可能有太多負面的情緒。法蘭克・辛納屈（Frank Sinatra）的《我的道路》（*My Way*）是很棒的歌詞，但對過動成人來說，走他們自己的路並不是成熟人生的寫照。好的人生包括為了你自己及家人的長遠福祉而作出承諾、信守承諾，並負起責任。當過動成人因為你的協助而逐漸進步，接受有效治療、找到一生志業、克服過動症造成的阻礙，你也會感到喜悅、快樂、驕傲和成就感。

第二部分

你能如何協助？

第九章 如何和你愛的人談到尋求專業協助？

如果你已經讀到這裡，大概已經知道你愛的人有沒有過動症了。如果她已經有了專業評估並確診、正在接受並配合治療的話，你可能要跳過這一章。你已經很有進展了。如果他還沒有經過診斷以及接受管理疾病的專業協助，就花點時間閱讀本章。在你開始幫他找專業診斷與治療之前，你可能需要先評估一下狀況；下一步則是和他談一談，鼓勵他尋求專業協助。要如何提起這個話題呢？你當然需要謹慎小心、敏感與外交手段。

在臨床心理學上，有一個很重要的概念，就是患者是否**準備好要改變了**[26]。這個概念來自並不是每一位患者都處於同一個階段：願意承認他們的問題、學習認識疾病、尋求協助，因此開始改變。這個理論認為，一個人的準備好改變，會有一條光譜或維度。所謂維度是反映一個人願意敞開心胸、學習與自己問題有關資訊，以及她願意或有動機採取行動的程度——也就是她有多準備好了、有多願意去改變。光譜的一端是

無意圖期，患者甚至不知道自己有問題（當然也沒有準備要改變）；另一端則是**維持期**，患者正在改變或是已經改變，正在努力維持行為上的改變。在後面這期，她已經承認了問題、為其取得專業協助，而且為了處理她的問題而盡力保持所需的治療。

在兩端之間，還有三個階段。如果你知道他在準備好做改變光譜上的位置，就會比較容易成功勸說他接受專業協助。你只應該試著在他需要時，協助他從一個階段移動到下一個階段，最終為他的問題尋求專業協助。你可能已經準備好讓他改變了，但是他可能尚未準備好為自己的困擾採取行動（尋求專業協助），甚至根本不覺得自己有問題。想一想，他屬於下列哪個階段呢？在每個階段，我都會提供一些建議：要如何跟他討論，以便協助他移動到下一個階段。

否認或不承認問題：無意圖期

有些過動成人不但不知道自己有過動症，甚至根本不覺得自己有問題。他們完全沒準備好面對問題，或是尋求專業協助。他們完全沒有在思考自己的問題，也沒有想要做任何事去加以改變。如果你愛的人在此階段，你需要很謹慎、小心，有交涉手腕地讓他注意到他們的問題。在當你和他都很冷靜時，找個時間和他私下談你的關切。

註26：This idea was first developed by psychologists James Prochaska, PhD, and Carlo DiClemente, PhD.

從何開始

開始談話之前，先寫好三張清單：

一、**家族史**。應包括患者的血親之中，你所能記得的、可能有過動症狀（或任何相關疾患，例如學習障礙、躁鬱症、物質濫用）的親屬。這是假設你與對方有親緣關係，並且以某種方式擁有共同的家庭血統。倘若你不屬於上述情形，身為配偶或伴侶，你則應該知道一些這裡用得上的其他家族親戚。給他看這張清單，讓他知道（一）他並不是唯一生活上遭遇這些困難的人，其他親戚也有類似的困擾；（二）他的問題可能來自遺傳基因，藉此表達並不全是他的錯。

二、**不利的後果**。名單上的第二條應該包括你看到的、可能出於過動症——她的不便——對她造成的不利後果。請參考之前章節談到的過動症症狀。列出你覺得她有困難的生活面向。在每個生活面向下，列出各個特有的問題或後果。包括她以前可能提過的問題，以及她沒有提過，但是你觀察到的問題。生活面向包括像親密關係、婚姻或同居關係；教育問題；工作困境；朋友或社交上的麻煩；金錢管理、帳單、信用問題；教養孩子的困擾；駕駛問題；法律上的麻煩；物質濫用；健康及其他醫療問題，和除了過動症以外的其他精神性疾患。

三、**過動症症狀**。第三項可以是你觀察到的過動症症狀。你可以影印第一章的症狀表，圈出他常見的症狀。別忘了註明他展現的、我們在第二章提過的執行功能缺損：注意力不足、衝動和躁動；以及症狀圖表上列出的：表現不佳的工作記憶、組織力；時間管理困難；缺乏自我動機；情緒調節不佳，以及任何你看到的問題。

如何開始

機會合適的時候，一開始先說，你認識她多久了，你很高興生命中有她，你有多麼關心她。她可能因此比較願意聽你說話，幫助她卸下防衛心：不要一開始就拿出清單給她看。對一個說他是多麼關心你的人，一個人很難表現出防備或是生氣的情緒。如果一開始就是指責或批評的話，她可能就完全不聽你接下來要說的話了。

接下來，重複她以前跟你說過的任何擔心，例如「你前幾天提過，你覺得在學校（工作、社交等等）表現不如理想。」或「上個星期，你跟我說你在擔心帳單和錢的事情。」或任何她提過的議題。也就是說，一開始先提她已經承認了的問題，哪怕是過去的事。這樣的話，你就不會提到她自己都沒想過，或是不承認的問題，讓她承受不起了。

在討論她行為或症狀可能導致了她在這些領域（可能比較個人，比較難以承認）碰上的問題之前，或許先討論損害（發生問題的重要生活面向）清單比較有幫助。簡言之，一開始先回顧「這裡正發生的問題」而非討論「你做了什麼，造成了這些問題」。例如，你可以說：「我記得你說過，你擔心在找到新工作之前如何付車貸。」而不是「你這麼衝動就辭職了，也沒有先存夠錢，現在又要再度交不出車貸了；你打算怎麼解決？」注意，第二個說法充滿指責，第一個則沒有。

在這場首次談話的某個時間點，你可以拿出你所愛之人患有精神性疾患親戚的清單。你的態度應該是，你覺得他的問題可能身不由己，可能來自遺傳，天生有此傾向。如果知道其他親戚也有類似疾病，患者有時比較能夠接受自己的。強調家族史意味著，問題不能全怪在患者身上。你瞭解他正很努力在應付過動症基因造成的症狀，如果這些親戚當中，有人有過動症的診斷和治療，後來卻還是獲得成功，可以當他的模範和榜樣，那就更好了。接受家族疾病，比獨自一人有病要容易得多。正如我之前解釋過的，因為過動症有高度的家族遺傳特質，要找到和患者類似的親戚應該不難。

簡短

記得，你不需要一次把所有清單拿出來。如果問題和症狀很多，或許你也不該這麼做。特別是如果你感覺到他的防衛或否認，就打住。不要再多說了，下次再談。第一次的討論只要提出一、兩項問題，以及一、兩個過動症的相關症狀就夠了。保持對話簡短。第一次討論的目的是讓他打開心胸，開始思考他的問題（下一個階段），而不是完整呈現他的議題和錯誤。第一次的對話只是要表示關懷，而不是法庭審判。

促使一個人從「不知道有疾病」（無意圖期）到下一個階段「覺察到有疾病」（意圖期）的進展不會一下子就發生，更別說幫他安排專業評估了。雖然最終目的是讓他尋求專業協助，但這裡的初始目標只是讓他開始面對並思考自己的問題。第一次的對話要簡短，如有必要，下一次可以長一點。對話結束時，你應該再次強調你關心他、你愛他，他會比較願意之後再跟你談他的問題。

其他的有效建議

以下是一些其他的建議：

- 避免責怪，不要讓他覺得有罪惡感。
- 簡短、直接但是仁慈地表達關懷。
- 不要威脅或發出最後通牒。
- 準備一些文章或影片給她參考。如果她願意的話，可以從中認識過動症的症狀、病因與造成的損害。整本講過動成人的書看起來有用，但是在這個準備改變的階段可能資訊量過多。簡短的單張資訊比較適合。我的網站就有（http://www.russellbarkley.org），或是去過動兒童與成人網站（http://www.chadd.org）和注意力缺失協會的網站（http://www.add.org）找。或在網路上找一些講過動症的短片，以備不時之需。

- 定期問她一下，她是否對你提出來討論的某個問題有興趣，尤其是她之前沒有跟你提到過的那些。
- 給她一些時間。跟她進行下一次談話之前，先給她一些時間消化你提出的議題或問題。不要每天提起，免得她覺得你太嘮叨，或是在找她麻煩，以後都不想再聽你說話了。
- 找機會再次談話。如果她主動提到她自己的擔心或問題時；或是她說，她有在思考上次你提到的事情；或是當她說出：「我為什麼老是這樣？」「我為什麼一直有這種麻煩？」都是好機會。你可以趁機再提出一、兩項對她的關切，接著提出之前提議過的建議。

「我的伴侶從 YouTube 上找到一些解釋過動症的影片，並與我分享。某些地方甚至讓我看得哭了起來。影片裡說的一切現象與症狀，都是我的感覺和我的日常生活。我總是責備自己有奇怪的『懶惰』傾向。我說它『奇怪』是因為我的動機很強、很熱情、有很大的夢想。這也是為什麼我稱之為『奇怪的懶惰』，我無法解釋為什麼我朝著目標前進，卻獲得很少的成功。我覺得我明明能在我的表演人生或事業達到目標，卻花了太長的時間；只要我更專注、集中心力和動機，就會更快達成目標、在短時期內完成很多事情了。現在我瞭解問題從哪兒來，以及為什麼會這樣。不是我有問題，而是我的疾病。我想找人諮商，協助我。」

處理否認

就像我在之前章節中提過的，過動成人不像一般人那麼擅長監督自己的行為，意即他們較不會覺察到自己主要日常活動中有問題的行為與功能。可能看起來像是否認，其實只是缺乏自我覺察而已。如果你愛的人正是如此，這一章前面的建議可以協助你和他談談他的困境。缺乏覺察並不是否認。

辛西雅．拉斯特（Cynthia Last）博士好心地在她的書中指出，否認確實會發生在躁鬱症患者身上，型態也各有不同。和某些成人談論他的個人問題時，你會看到他試圖將異常大事化小，甚至認為一切正常；為自己的問題責怪別人（或許包括你）、責怪他們目前的位置或生活狀況，或是用其他方式否認自己有問題。

如果一個人覺得被說可能有精神性疾患很丟臉，好像在說他瘋了一樣，這樣的反應也很可以理解；如果有人只是因為心情不好就拿同樣的話說你，你的感覺可能也會相同。所以當你想處理他對自身問題加以否認的第一時間反應時，不要忘記這一點。

問題正常化

如果患者努力把他的問題正常化，你一定要在他冷靜、願意跟你討論的時候才跟他談。同樣地，你要先用他表達過的、對自己生活的擔憂提醒他，這樣他才更難聲稱一切正常。如果他堅持「每個人都有問題啊！」提醒他，你沒有擔心別人，你擔心的是他。一再地回到他自己說過、在生活某些方面遇到困難的話。告訴他，你想談的是他遇到的麻煩，而不別人的。只因為很多人都燙傷過，偶爾被燙一下很「正常」，並不表示我們想要再次被燙。還有，要避免使用有情緒、汙名化或羞辱性的字眼，例如瘋了、精神病、生病、笨，以及其他攻擊他的人格的字眼。拉斯特博士也提過，平常日子裡就要時時種下種子——短暫地提到他之前提過的某個擔心（你可以說你也擔心）。利用機會，簡短提出你的一個擔憂，例如又出了問題的那一天。種下種子之後，你就可以用這些當開場白，就他們的問題進行比較長的對話。你也可以「幫種子澆水」，有機會時，固定地、不帶批判地重提一下。

怨天尤人

有些過動成人會怨天尤人，為自己的困難責怪別人，例如伴侶、配偶、朋友、上司或是陌生人。我弟弟在青春期和年輕的時候就是這樣。他總是怪別人害他陷入麻煩。舉例來說，有時他怪我們的父母（尤其是不同情他的嚴厲父親），有時候怪他的伴侶，有時候怪樂團裡的團員，偶爾會怪上司，甚至怪整個社會（他自己吸毒，就覺得法律禁止吸毒很愚蠢）。如果這些人都讓他做他想做的事，他開口求助的時候就幫他一把，他的生活就會好好的了。

每當過動成人和其他人之間發生問題，她一開始都會覺得是對方的錯。你可以藉由指出這些來幫助她：同樣的問題經常出現、她和哪些人（上司、同事、鄰居、超市員工等等）在同樣的問題上起爭執，特別要提醒她，這些問題中的共同點就是她自己。

你也可以從她自己的邏輯建構你的反駁。當他們開始怨天尤人，就先從他們看起來似乎壓力很大，或是對什麼事情很生氣或沮喪說起；因此你才希望他去找專業人士——因為他們有壓力、不開心與憤怒。不要順著他們的話說責任都在別人身上，而是利用他們關於自己感到苦惱的發言，打開對話，引導他們就此情緒尋求專業協助。你不用同意他的怪罪（往往是錯的），還是可以同理他的不開心。

同樣地，她也可能怪罪她現在的生活（住處），或是生活安排（回去住在父母家、大學宿舍、和別人合租公寓等等）。她聲稱如果能回到某處生活，或是回到先前的生活安排，一切都會沒事。她也可能非常想住在另外一個聽說很棒、機會很多的地方。她跟你說，她想辭職、搬出去，甚至搬到另一個城市；她說，改變會解決問題。也就是說，她的意思是：「不是我，是環境的問題。」面對這種否認，你可以使用我之前提過的技巧。指出她過去住在別處、處在別種生活安排時，也有類似的問題。再一次地，你試著指出所有不同地點的共同點都是她；**她**才有問題需要解決，與地點無關。

把問題最小化

過動成人經常把問題大事化小。這和否認不一樣。否認是他認為沒有問題。相反的，縮小問題則是患者接受自己有問題，但是覺得問題並不嚴重，無需專業協助。正如否認，患者不會為自己的困難尋求專業協助。把問題嚴重性縮小的患者往往認為他可以處理問題，聲稱自己只要再更努力一點就行了。臨床上，這種態度我同事和我經常在年輕過動者身上看到：當他們第一次面對自身過動症令人信服的信息時，以及即使最後已經得到專業的診斷評估時。在某種層面，他接受了自己在此階段的某個生活面向（大學或工作）有某些困難，他能瞭解這一點；但在更深的層面，他尚未承認這是個嚴重的問題，需要專業協助。

即使已經有了診斷，她也可能認為事情並不嚴重。如果專業人士沒有為此疾患提供足夠的解釋，她很容易看輕問題——「嘿，這只是專注力的問題嘛！」她說。「我只要多睡一點、喝更多咖啡，或是鼓勵自己專心就好了。有什麼大不了的？」如果是這樣，你需要讓她多讀一些關於過動症的資料（請見本書的參考資料）。有時候，她更容易接受從專業人士那裡得到的資訊，而不是從你（單純的親友）這裡。

如果患者的親友也把問題縮小的話，患者會更容易認為問題不大。其他成年人可能只是想要讓患者不那麼難過。也許那些朋友只是想在他顯得沮喪時讓他開心一點。儘管用意良好，這些人卻可能培養甚至創造患者一種缺乏建設性的態度。他們的意見強化了患者不需要專義協助的迷思。

將自己的過動症嚴重程度降級的麻煩，也可能來自他害怕診斷帶來的汙名。他不希望被人當作瘋子，或有精神病，即便他的人生此刻正與某些困難交戰著。你當然可以瞭解他的恐懼（並承認它），因為社會上有些人確實對精神性疾患懷有偏見。

面對這種態度，你需要遵守我之前談到否認時給予的意見。如果大事化小的問題來自其他朋友或家庭成員低估了你愛的人碰上的麻煩，你也可以私下和這些親友談談他們的評論，解釋為什麼你相信問題比他們傳達得要嚴重。讓這些人知道，他們雖然是好意，但是他們說的話並沒有幫助。解釋說這些論點或許會讓患者更不願接受專業協助，把他們拉過來支持你的觀點。你可以告訴他們，想要鼓勵一個生活暫時不順並為此沮喪的人是一回事，協助他否認長期、嚴重的問題或大事化小，因而勸阻或阻礙他尋求治療，則是另外一回事。你可能需要教育這些人關於過動症的一切。你可以自己解釋、推薦一些書、YouTube 上的過動症影片，或其他資訊來源，諸如我在本章稍早提到的那些網站（過動兒童與成人〔CHADD〕和注意力缺失協會〔ADD〕等等）。如果你認為合適，可以把他正面臨的各種負面影響清單分享給這些人看。如此一來，他們可能被你說服，不但支持你的立場，同時也協助你鼓勵患者接受專業協助。

如果患者害怕診斷後的汙名化，讓他知道，現在大家經常在主流媒體、網路、社交媒體看到名流討論過動症。給他們看我在第七章提到的過動者成功故事，以及這些名人是如何公開談論自己的過動症。甚至只要在搜尋引擎上打出「過動症」，就可以看到幾百萬篇討論文章。現在不像二、三十年前了，對確診過動症不再那樣充滿歧視。媒體上的廣泛討論，保證他也已經聽說過了。他們也可能認識公開承認有過動症的人。你可以跟患者討論這些人，以除去汙名化的顧慮。

想到問題並接受問題：意圖期

在準備好改變的光譜上，你已經度過最困難的那些，包括否認、欠缺意識或大事化小的早期階段，接下來的階段會稍微容易些。對方現在至少承認自己碰上某些問題了。這代表她不但在思考自己的問題，還可能在想接下來要怎麼辦。在這個階段，就像克姆．穆沙（Kim Muesser）和蘇珊．金格里區（Susan Gingerich）對處理罹患嚴重精神性疾患親友的建議，你可以讓她進入下一階段，即**意圖期**了。患者在這個階段可能會採取行動以解決問題。你可以用以下技巧協助他走到下個階段：**行動期**。

- 首先，鼓勵她談談她的擔心、問題或症狀，以及可能的解決方法。你鼓勵改變，但是不要給她壓力。

- 接下來，和她談如果對她的過動症做積極的治療，她的生活會好上許多。
- 你也可以不帶批判地協助她提出問題，表示你知道她有這些問題一定很艱苦。告訴她接受治療會讓這些問題區塊得到改善，提供她一線希望。例如你可以說：「我瞭解面對一直要你準時完成工作的上司，一定很困難，而你覺得原因之一可能是自己容易分心。沒有人會喜歡這種壓力或嘮叨。你知道，我找到了一些很棒的過動症專業人士，可以協助你解決問題。」

正如之前討論過的，當患者準備好接受此類的資訊，你可以給他看一些文章。（見參考資料）

準備改變：準備期

在準備好改變的這個階段，事情會更加容易，因為他同意了自己有問題，已經接受它們，承認自己需要協助。他已經準備好參與治療，或是用其他方法改變自己的行為。他不僅承認自己有過動症的症狀，或是生活中出問題的領域與疾病有關，當他開始問你，最好的治療是什麼的時候，你就知道他已經走到了這個階段。他正在收集各種關於治療的資訊。或許你看到他正在閱讀你為他準備好的過動症書籍，或是在網路上瀏覽相關文章。無論他去哪裡找這些資料，好消息都是他在考慮為這個疾患接受治療。在這個階段你可以靠下述流程幫助他：

- 討論可取得的有效治療（參見第十章）；
- 幫她收集地方上的專家資料，協助她做計畫去看診（參見本章下一節資訊）；
- 讓他閱讀相關書籍或比較長的過動人士相關影片，例如泰．潘尼頓（Ty Pennington）、格蘭．貝克（Glenn Beck），或是公共電視紀錄片《我愛我的過動症》（*ADHD and Loving It*）。
- 在網路上搜尋有講述其簡歷的過動症名人；你可以在第七章關於過動症成功故事的註解中找到相關網址。當他想要閱讀的時候，介紹給他看。
- 和他分享有關過動症的最新研究資訊以及實用建議的網站，例如 http://www.attentiontalkradio.com、http://www.attentiontalkvideo.com、http://www.attentiontalknews.com、http://www.chadd.org、http://www.add.org。和他分享這些網站，協助他準備好為他的疾患尋找治療。

尋求協助：行動期

有些過動成人已經願意接受這些資訊了。她不但明白自己有問題，有各種過動症症狀，甚至已經跟你提過她覺得需要專業協助、面對問題了。他們不再否認，而是清楚知道自己罹患了疾病，需要治療。現在她只需要一些鼓勵與支持，就可以和專業人士約門診時間了。這時，你可以私下與她討論過動症。你可以與她分享你對地方資源的研究成果，包括她可以打去約診的電話號碼。她現在已經準備好採取行動、取得自己所需的協助，不只是預約看診，還包括有效地治療。她甚至會告訴你她已經約好了與專業人士的會面呢！

我從克姆．穆沙和蘇珊．金格里區的書裡，摘取出在這個階段，你可以如何協助已經做好準備改變、罹患了精神性疾患的所愛之人：

- 提供許多鼓勵和支持，在行有餘力之下甚至提供財務支持，協助支付診療費用。
- 協助他跨越預約門診和去門診可能遇到的障礙（提供交通工具、停車、停車費用等等）。
- 協助他解決問題——當他提到生活中某個特定問題時，你可以和他談，看看有什麼選擇，解決問題（本書之後會討論如何協助解決問題）。
- 如果他錯過門診時間、偶爾忘記服藥，不要感到喪氣，或表現出喪氣的樣子。要瞭解，我們自己也會偶爾犯錯、忘記事情、沒有完全遵照醫囑。
- 偶爾提醒他，他為什麼選擇接受治療。通常也就是你在損害清單上列出的問題。解釋一下，他為什麼不能回到以前的狀態。
- 和他談治療的益處，甚至幫他在精神中心找過動症的團體治療或自救團體。你也可以在網路上找到支持團體。

- 考慮為他找一位過動症教練。可能的話，幫他付一部分的教練費用。受過良好訓練的過動症教練可以用各種方式與科技（視訊訪談、經由 app 收集患者的健康資料、訂定日曆與通知、打電話、電子郵件等等），定期接觸患者，提醒患者自我負責，專注在目標、計畫、治療與建議上，以適應特定的問題。

何處可以找到專家？

一旦患者到了行動期，有件事是他（或你）可以做的：在他所在的地區尋找對過動症有豐富經驗的專業人員。你可以藉由鼓勵他、考慮協助他，或自己幫他做以下的事，並與他分享你的發現：

- 打電話給你的家庭醫生，問他是否知道任何成年過動症專家。
- 找到精神或心理協會的網站。他們通常會依照專長列出臨床專業人士的名單。找到附近過動症專家的資訊。
- 去過動症專業網站尋找附近的支持團體。打電話去問，附近有沒有治療成年過動症的專家。
- 打電話給當地大學的醫學院精神科，請他們介紹。

- 打電話給當地醫院的精神科，請他們介紹。
- 打電話給當地大學的心理系，看看他們有沒有診所。
- 打電話給當地的精神健康中心。
- 用電話簿找尋專精成年過動症的精神科醫師和心理醫師。
- 在網路上尋找當地的專家。查詢他們的資料，確定他們是擁有執照的心理醫師、精神科醫師、社工或醫師。打電話給過動症治療經驗最豐富的醫師。你也可以查負責當地醫師執照的機構，看看有沒有人抱怨過這些醫師。

持續進步：維持期

患者一旦得到診斷，開始治療，你的重要目標就是協助他維持治療和進步。研究顯示，一、兩年後，許多過動成人不會再乖乖服藥，或是在幾週或幾個月之後不再接受治療。你可以（一）讚美他持續治療的成果；（二）專注於他各方面的進步和成功，例如教育、工作、友誼、經濟等等；（三）持續支持他參與團體或與過動症教練合作；（四）鼓勵他參加本章稍早提過的支持團體；（五）用第十六章討論到的解決問題的方法，協助他處理困難的狀況。

採取行動，協助過動成人

在這裡先停一下，想一想你所愛的人在準備好改變維度的哪個位置；他們離下個階段還有多遠？你協助他的方式要根據他有多麼願意改變而定。圈選你認為最適合你所愛之人對這種疾患的認識，以及治療的意願：

- **無意圖期**——沒有覺察到或是不承認自己有問題；
- **意圖期**——開始思考自己的問題，但是尚未考慮治療；
- **準備期**——思考自己的問題並準備尋求治療；
- **行動期**——知道自己有病，開始接受治療；
- **維持期**——參與或完成治療，現在試圖維持自己的進步。

然後，回到本章關於那個階段的段落，重新看一下你能夠做些什麼，以協助他們進展到下一個階段。如果他還在早期階段的話，就不要做後期階段建議的事情，因為他還沒有準備好，不會獲益。要針對他們身處的階段提出協助。一旦他進展到下一個階段了，就嘗試我在本章中為那個階段提出的建議。你的協助應該根據他所處的階段而定，循序漸進，不可以急切搶先。調整你的策略，根據他準備改變的意願，提供適合的協助，最終推動他採取行動，尋求專業的協助。

第十章

協助你愛的人瞭解並接受成年過動症

在評估與診斷成年過動症之後，你可能會很驚訝地發現，接下來該擔心的不是治療，而是患者是否瞭解和接受了他們的過動症。我和同事多年來與過動症成人合作的經驗顯示，接下來的這步至關重要：患者對診斷的態度。除非他們願意承認、接受診斷所代表的意義，並學習瞭解狀況，他們就不會接受治療。即使有治療計畫，他也不會合作。

接下來的幾章裡，我會討論最有效的成人過動症治療。但是此處，我要先討論最重要的第一步：**接受**。你和你在意的人都需要瞭解，罹患過動症以及它的無法治癒性。過動症就像糖尿病，情況是你每天都可以相當有效地管理症狀，但底下的病因無法輕易治癒或輕易地予以矯正。治療的目標主要是減少任何可能的傷害，包括疾患引起的各種間接問題（工作、教育、家庭生活、駕駛等等）。

從這個角度，如果想要預防或減少間接問題，我們必須日日管理過動症。就像糖尿病，過動症的治療可持續數年。一旦有了治療，過動症患者也像糖尿病患者一樣，可以過正常、滿意的生活。全心投入這種持續、不斷進行的治療，至少需要患者先接受自己有慢性疾病的事實。他們必須調整對自己以及對過動症的心態。他們必須將診斷植入他們對自己的認知，瞭解這一切意味著什麼，才能從中得到幫助。

「我的二十二歲兒子剛剛診斷出過動症、焦慮症和憂鬱症。他的智力優於一般人（根據智商測驗結果），但他最後從高中輟學，現在對電玩上癮，常常發脾氣。我想幫他找個好醫生，因為我們現在就立刻需要幫助——他迅速走下坡。我真的覺得他並不完全瞭解問題來自他的過動症——他覺得過動症只是某位醫生給他的標籤而已；而我自己也有醫療問題，不想花好幾年尋找『懂得他』的醫生。我和兒子都在和我們的家庭醫生合作，醫生開了過動症處方藥給他。我在想，我們（主要是我兒子）是否可以看某種專家——但我不知道該轉給哪種專家。我兒子非常頑固，常常拒絕去門診，因為他不覺得自己有嚴重問題。雖然他已經二十二歲了，但表現還像只有十四歲。」

診斷之後，你們首先需要做的就是接受他有慢性心理狀況。故事中的兒子顯然還沒有接受。如果你像前述這位母親——慌張地尋找瞭解狀況的醫生或治療師——可能確實找得到完美的人選，卻只是徒勞，因為你所愛的人沒有先接受他的過動症。在像這位母親的情況下，我會建議她暫時放棄尋找「完美醫生之類的」，而是花時間教育兒子，告訴他過動症其實就像糖尿病，需要一整套經常性的治療。她的兒子尚未明白接受他的疾患，僅視之為母親對他生活的某種關切。

你在意的人需要**接受它**、**學習它**，**然後處理它**。你和她首先必須接受，診斷是她的一部分，不要當它不存在。缺少這種接受，對進一步幫助她管理她的疾患一點用都沒有。你們雙方對這種狀況都必須學得越多越好，而希望擁有知識能協助她和你為管理她的疾病做到最好。

過動症很可能正在控制並摧毀他的人生。但是，除非他願意投降，否則他並不需要坐以待斃。是的，過動症是一種疾病而非贈禮。是的，它對大部分的人來說是長期有防礙的狀況，不是你所愛之人一下子就能克服的偶發情境。不過，它妨礙的程度與他讓自己置身的環境與對周遭的反應有直接關聯。它也與他選擇讓哪些人待在他身邊，以及這些人對他的不便帶來多好或多壞的影響，都可能加重或減輕它們。不便的程度也和他有多少資源、與他如何使用它們而定。要知道，疾病無法消失，但是障礙可以，只要改變情況到一個地步，他就可以降低或消除他遇到的阻礙。但是如果他還沒接受並承認自己的過動症，就無法期待他改變。

舉例來說，生理上殘疾的人如果坐著輪椅，還是可以進出建築物、駕駛、參與大部分的日常活動，只要改善環境以幫助他們：在建築物門口蓋輪椅走道，並不會讓他們的殘疾消失，但能夠降低或消除他們遇到的不便。試想一個相反的情況：年輕過動者也許會選擇讓自己置身在衝動、反社會、吸毒或犯罪的人（像我弟弟有時那樣）之中，就很容易惹上嚴重的麻煩，甚至被關進監獄（像我弟弟那樣）。光是有過動症並不會自動導致她入獄，更與她選擇置身的環境、往來的朋友，以及她是否願意接受治療相關。然而，想要改變環境、減少因疾患產生的障礙，就先需要感到不便者與他們的親友接受她生病了的事實。過動成人必須承認自己有過動症！

承認成年過動症

得到診斷並增進了過動症的相關知識後，接下來的步驟對某些患者而言，其實很困難。他們必須真正承認自己罹患了過動症。這表示他們不能只是被動接受專家給予的診斷而已，像前例中的兒子；他們必須信服，將過動症整合到基本的自我認知之中。過動症就像他的其他人格特質，無論他怎麼希望它們消失或改變，過動症就是他的心理特質之一。就像他的生理外貌，他需要合乎現實的自我認知和自我形象，他也必須瞭解自己的問題與診斷。他必須接受，從今以後，過動症都會是他生命的一部分。當我說「承認」的時候，指的是這種態度。

門診中的有些患者會以一種有距離的方式承認。整段輔導期間，他們可以一直坐著聽我說話、點頭同意，就像前例中那位兒子，但我們都看得出來，在他們腦中、他們的個人生活與他心中那有著自我形象的內在聖殿，都沒有「聽懂」。這些成年人並沒有真正承認這個疾病。他口頭上同意診斷結果，私下卻不願承認過動症是他自我形象的一部分。他可能在理智上接納了過動症的資訊，但並不是全盤承受甚或接受了這個疾病。

當然，她可能承認自己無法專注，或是會做出衝動的決定，但是她會說，這並不表示她有病、別人偶爾也會碰上這些問題，所以她和大部分的其他人並沒有那麼大的差別。沒錯，她可能承認，她的配偶、夥伴、家人、朋友、同事或雇主曾經跟她說，她有類似過動症的特徵或症狀。然而她說：「他們知道什麼？」或「他們又不是專家。」或是責怪他們才是問題的來源：「只要他們不再找我麻煩，我就沒問題。」希望你可以分辨患者知道自己有過動症與真正承認並接受它，有何不同。她必須承認自己有過動症、接受診斷、接受過動症是她自我形象的一部分，然後才能開始面對並處理它。

「我是個四十二歲的女人，在地方電視台擔任記者，也是兩個青春期孩子的媽。我一輩子都在想法子解決我的問題。去年秋天，我**終於**找到答案了：我有過動症。現在我知道關於我的一切都有了希望。我一直知道自己不笨，但人生從我身邊漂走，因為我無法獲得應該有的成就。現在我知道自己怎麼了，或許我可以找到協助，終於完成我想做的事。」

當過動成人真的承認並接受自己的疾病，並不會使他們感到喪氣——其實是種解脫。他們瞭解到自己不是遲緩或不聰明。喪氣與自我批判的警鐘解除了，他們更明白過去的掙扎是怎麼一回事。他們不需要再跟自己或是別人玩心理遊戲，為了避免接受該疾患代表的意義和在他們人生中意味著什麼而去否認、找藉口、防衛、扭曲或修飾。這些心理機制會耗費很多時間與情緒能量。只有真正接受他是誰——過動症患者——他才可能快樂。他必須明白，沒有人是完美的，包括他自己，承認自己有過動症並不是一場災難。

正如凱文．墨菲（Kevin Murphy）博士寫的[27]，承認自己有過動症並不會令你所愛的人喪氣，因為對方一旦真心接受，她就可以得出結論：「那現在我能做什麼？」（二○一五年版，744頁）每個人都有一長串的弱點、缺點、不完美或不足之處，你所愛的人只是剛好有過動症這個缺憾而已；有什麼大不了的！我可以輕易舉出幾百種比過動症更糟糕的毛病，要是這可以讓你或她覺得好一點的話。但你懂我在說什麼。如果她（和你）無法接受她罹病，她就無法為此尋求協助；無法和人理性地討論；如果她有這方面的需要，也無法評估在職場、學校或家裡需要何種配套調整；以及無法處理並解決問題。再次想想糖尿病吧：如果你無法真的相信自己有糖尿病，就無法好好管理它。然而一旦你真正承認並接受了糖尿病，你就會主動積極地學習如何與糖尿病共處，擁有更好的生活。成年過動症也是一樣。

請不要誤會我說的「有什麼大不了的！」不是要鼓勵你和患者否認過動症的現實，也不是要小看過動症的嚴重性，以及多年未經診斷與處理的嚴重後果。我會在下一章討論這個議題。不，「有什麼大不了的！」指的是鼓勵你和患者都改變觀點，接受現實。現實就是他有過動症，以及他需要處理過動症。但這些現實無需去戲劇化它。知道這些現實可能真是一種解放，當他（和你）真正接受自己有過動症之後，有助於獲得內在的安定。患者可以將過動症當作自己人格與自我形象的一部分，就像某些人接受自己視力不好，需要戴眼鏡一樣。每個人都需要盡力接受自己的缺陷，然後繼續過生活——而且是追求快樂與長遠的幸福。

你和患者都需要瞭解，走到接受疾病為自己和生活的一部分這一步，其實並不容

註27：Murphy, K. R. (2015). Psychological counseling of adults with ADHD. In R. A. Barkley (Ed.), Attention-deficit hyperactivity disorder: *A handbook for diagnosis and treatment* (4th ed., pp. 741–756). New York, NY: Guilford Press.

易，也不會立即發生。許多過動成人做了診斷，也接受諮商，會有與哀悼相關的不同反應。認出這些反應並瞭解它們的來源（對診斷感到悲傷），你可以協助所愛之人應對他們的初始反應，最終達到接受罹病的平靜狀態。有些反應也包括我在前一章提過的否認。其他你和所愛之人或許需要處理的情緒反應如下：

解脫

「我女兒二十三歲，最近得到過動症確診。多年來，我們試著瞭解為什麼她很聰明，卻無法完成目標或完成任務。我以為她就是懶惰。她說過沒有人能夠瞭解，她無法滿足我們的期待是什麼滋味。然後我們看到網路上有關過動症的影片，我們和她都開了眼界。她真的哭了，說這可能就是她在找的答案。因此她去做了專業評估，獲得正式的過動症診斷。現在她不但更瞭解自己的困難，也知道自己需要什麼治療才能改善。她積極參與治療、門診以及我們協助的其他安排，以改善她有困難的部分。」

很幸運的，臨床醫生看到的患者大多願意接受診斷，並學習關於過動症的知識。這主要是因為他們以要求評估開始，故而很願意傾聽他們問題、症狀和不便的原因。

這些成年人會感到深刻的解脫，終於知道自己一輩子與之對抗的問題與消磨到底是什麼了。他們可以重新定義過去，不再認為自己愚笨、懶惰或不願意改進。他們現在知道，過動症是腦部執行系統的神經疾病。他們也會鬆了一口氣，知道自己在學校、工作和／或社交關係上遇到的問題，是他們無法控制的腦部神經缺失所造成。一如我的好友凱文．墨菲博士所言：

「他們的問題不是刻意的不良行為、低智商，或不努力造成的。我們應該用更正面和有希望的眼光重新看待這些有害的誤解，患者才可以開始重建自信、相信治療可以成功，並在最後打破被卡住、喪氣和長期挫折的桎梏。」（見註釋27）

喪氣

獲得診斷後，有些過動成人會感到暫時的喪氣或憂鬱。因為，這畢竟是一個長期慢性疾病，沒有特效藥，不像抗生素治療感染那麼快就有反應。沒有任何建議、治療或藥物可以擺脫過動症。因此你可以瞭解，為什麼診斷會讓患者喪氣了。墨菲博士（在二〇一五年）寫道：

「大部分過動成人已經長期在學校、職場、家庭、社交、日常生活中感到喪氣、無效、挫折與失敗。許多人表示，一直深感到自己成就低、錯過許多機會，感到強烈的挫折，自己也無法解釋為何無法將優點轉變成正面的成果……過往經驗的累積導致……期待會失敗、努力也不會有好結果。可悲的是，有些人完全相信這一套，最後放棄自己，不相信生活能夠有所不同。許多人完全不知道自己的狀況是可以治療的。」（見註釋27）

在經過專業診斷出過動症之後，你還可以從患者身上看到什麼立即反應呢？以下是可能出現的：

- **憤怒**。得知診斷之後，許多患者會為了各種原因感到憤怒與挫折。例如耽誤了這麼久才獲得診斷，尤其是如果他之前也尋求過協助，卻被告知自己有別的疾病或是根本沒有疾病。
- **哀傷或失去**。有些患者對他們的診斷結果表現出哀傷和憤怒的混合情緒，因為之前的不幸事件可能都源自過動症。哀傷來自他們發現有些不幸是無法修復的。這些無法修復的傷害包括失去的關係與婚姻；分居或離婚之後，失去孩子的訪視權或監護權；失去的教育或相關機會；失去的工作或就業機會；之前吸毒的後果；之前被捕、坐牢的後果，或不恰當的過動甚至反社會行為對受害者造成的傷害。此外還有很多因個人不恰當的過動症行為而受損的社交關係。這些關係可能很難或不可能修復了。這張清單根本寫不完，但重點是患者開始明白，雖然現在有了合適的治療，過去不負責任的行為卻已造成無法彌補的傷害。

- **哀悼**。清單上的這些情緒反應都屬於人類哀悼的一部分。所以當患者接到過動症確診的訊息時，會感到哀悼也很可以理解。她哀悼著失去的、無法復得的一切。當然，因為知道核心問題是什麼，也知道可以做些什麼，確實會感到解脫。但是同時也會深刻地感覺哀傷，如果以前就知道是什麼問題，或許這一切都可以避免。失落的感覺需要靠專業諮商，協助她瞭解、發洩及消化這些反應。患者可能開始從哀悼的角度思考或行動，急著嘗試她從網路上或其他地方聽來的任何特效治療；她可能開始不用理性思考，尋找快速療癒的偏方，而不是健全的治療。健全的治療快不了，但是長期下來確實有效。

你可以當一位敏感的傾聽者，協助他整理並解決這些情緒反應。你可以表示你能夠理解他為什麼有這些感覺，同理世事的不公平——竟然這麼久才確診並治療過動症。鼓勵他放下哀傷的情緒，心態健康地接受過動症。希望他經過了懊悔、發洩與淨化之後，能夠接受自己的狀況，然後就能懷著希望往前看，因為過動症對治療的反應很好，未來不會再像過去一樣糟糕了。

接受不表示找藉口

重要的是，**承認罹病**並不表示可以拿它當作不良行為的藉口。診斷是讓患者有動機去瞭解並接受過動症。承認罹病並不能成為觸犯社會禮儀或違法犯紀的藉口，不能因此而不負責任——是我的過動症害我的！也不能推說藥物依賴、濫用或是犯罪活動皆出於無法控制——是我的過動症害我的！不可以！過動症診斷提供的是解釋，而不是藉口。診斷協助你和患者瞭解為什麼他有困難、為什麼他會有不恰當的行為，唯獨不是不良行為的藉口。患者還是要為自己的行為負責。

認識成年過動症

我們都無法有效處理我們不懂的事情。這代表在你所愛的人承認自己有過動症之後，協助他們建立治療計畫的下一步，就是盡可能地認識過動症。閱讀本書是一個好的開始，你也可以建議其他的過動症書籍和影片（請見書末的參考資料）。要記得：真相來自整合各種知識，不會只是靠著單單一本書、一個資源、一位專家或大師、一支影片或網站。你的資訊來源越廣，越可能分辨資訊是否可靠，還是暫時的流行、不可靠、沒有基礎、錯誤的資訊。大部分的過動症資訊是可靠、有科學基礎的，但是少數資訊只是胡說或宣傳，你必須能夠判斷何者不可靠和誤導。

在你們認識過動症的過程中，請保持警戒，避免以下狀況：

「我們的兒子正是念大學的年紀，確診有過動症，於是我們到網路上尋找資訊，立刻找到一大堆令人害怕的錯誤資料。我們讀到很多關於過動症藥物『有可怕副作用』、『缺乏長期研究』的文章，立刻決定不讓兒子用藥。」

請留意網路。在網路上尋找任何疾病的資料時，都可能有幫助，也可能有害。如果你搜尋「過動症」，會看到幾百萬條相關資訊，然而只有大約二十個網站提供你正確、有科學根據的資訊。請參考本書後面的〈參考資料〉一節。你可以瀏覽公益性質的過動症基金會，或是專業的學會，例如精神科或心理學的學會。他們會列出各種精神或心理疾病的資訊。請小心推銷產品的網站，例如「自然療效」。

質疑你讀到的資訊。尋找論點背後的證據。如果治療顯得太好了，就要質疑。太好的東西往往有詐。尋找證據不但能教你分辨真偽，也可以更拓展你對過動症及相關議題的認識。自己看看什麼聽起來有道理，並幫助你所愛之人也這麼做。看看臨床專家和科學家對此疾患的共識是什麼。如果你真的想知道背後的科學研究，請不要用一般的搜尋引擎，而要使用 Google Scholar——專門搜尋相關議題的科學期刊和教科書。

如果你認識其他過動成人，問他們覺得什麼有用。當然，要記得，每一位過動成人都不同。患者可能有很多我提到過的過動症症狀，但肯定不會全部都有。你所愛的人有他獨特的症狀與不便，以及其他的人格特質、心理能力、體質、個人能力、弱點，以及居住和工作的環境。這些元素統統結合在一起，形成了他獨特的情況，你必須掌握關於過動症的一切，然後整合成為適合他獨特生活狀況的一套資訊。

無論你和她覺得什麼策略最合適，都可以開始認識過動症了。除非你和她都瞭解過動症是怎麼一回事、知道最有效的治療方法是什麼，否則無法幫助她對她的過動症做出資訊充足的決策，無法幫她最好地負起責任或管理它。

需要記得的重點

如果要過動成人的治療有效，首先，患者必須真正承認自己有過動症——接受過動症是他生命的一部分。否則，他不會完全接受並參與治療。想要幫忙的你也是一樣。你必須真正接受他有這個長期慢性心理疾病。你們必須學習過動症是什麼，如何管理。

你要如何協助他承認、接受並處理過動症呢？首先你自己必須接受、瞭解過動症。然後，你需要耐性、容忍、幽默感、合乎實際的期待、願意協助他度過危機，和無論如何都願意陪他堅持下去的意願。接下來，我將討論某些最有可能幫助你所愛之人管理過動症的療法。

第十一章

過動症的最佳非藥物治療是什麼？

有效管理成年過動症需要一套治療方法，包括心理治療和藥物。本章談的是心理治療，藥物留待下一章討論。首先，我會討論一般性的建議，有助於管理我們所瞭解的那些由疾病帶來的症狀及不便。基本上，過動症是執行功能和自我調節上的疾患，而不只是注意力缺損而已（請參考第二章），所以會先從過動症的全景圖談起。無論有沒有接受專業治療，都可以施行以下的做法。

處理過動症：全景圖

成年過動症是自我調節與執行功能方面的疾患，因此過動症患者會缺乏時間感。任何需要長時間，或需要遲至未來才有結果的情況、任務或活動，都是過動成人的大敵。讓我們先回顧一下第二章的重點吧。

過動症的病癥在表現上，而非認知上

過動成人在生活上主要的困難不是不知道應該怎麼做，而是不知道在什麼時間、地點最好做些什麼。過動成人在他們的背景與教育程度上和別人一樣聰明、一樣有知識，但是在日常生活中，不像別人那麼能夠有效運用。這樣想好了：大腦的後部是學習（知識）的區域，前部則是將它運用在日常生活，以達成目標（表現）、增進福祉。過動成人的這兩個部分失去了一些連結。不像其他人，他們知道的一切不會引導他們的行為：因此過動症的病癥是在表現上，而非認知上。過動成人可能知道應該如何行動，但是在社交場合，即使這麼做可以有長遠的益處，她也不一定會這麼做。過動症干擾時間感，以及運用知識的時間順序，而不是缺乏知識本身。

從正面的角度，過動症治療最有幫助的莫過於協助患者知道在何時、何處最好要做什麼。我稱之為「表現點」。這個點就是他們會遇到困難的自然狀態。過動成人就是需要協助他在關鍵之處——表現點——表現出他所知道的。相關的一個概念是：無論是在空間或時間上而言，離這個點越遠，治療對過動症在自然狀態的那個點上的協助就越無效。比方我可以在辦公室會見過動成人，給他很多關於時間管理的建議，包括使用電腦裡的行事曆、手機裡的鬧鐘提醒、用紙筆寫的清單、靠桌上的便利貼指引他工作時的表現，以及倚賴 SelfControl[28]軟體，在工作時阻擋娛樂網站。這很少有用。為什麼呢？因為我們在我的辦公室裡，我給他們的知識不會被帶到他的表現點，也就是他們的工作地點。我的辦公室不是他們遇到困難的地方。真正需要做的是，在過動成人的工作場所（必須執行我教給他知識的時空）協助他重新安排及做出改變。

單單教過動成人怎麼做，並不會有效；特定的問題設定需要像這樣安排她實際執行。如果在短時間內取消治療，這種幫助也不會帶來任何長遠的價值，或維持有效的治療。這種在表現點治療的價值，不只是協助患者表現她已知的知識，也維持在表現點的改變，讓患者可以在這個環境中長遠維持改善的行為。

資訊本身不會有效引導行為

成人一般會用心智信息（牢記在心——他們的工作記憶）引導行為，進行自我調節——也就是說，我們的思考會引導我們的行為。這個過程在過動成人身上無效。

◆你能如何協助他？

・不要過度倚賴心智信息，要在困境中以某種方式將該信息物理化——「外部化」

它。你和你所愛的人要以具體的方式提醒他們要做什麼。舉例來說，如果她的上司給出一串指示，要她在接下來的幾天內完成一項任務；要她停下來、將這件任務在這段期間內隨時謹記在心，如果你有過動症，這麼做效果不太好。不如要她總是隨身攜帶記事本和筆，立刻將任務記下，給她任何能完成任務的步驟以及訂下的期限。必須確保記事本在她面前，完成接下來幾天的進度。筆記本就可以當作是一種外在的工作記憶。你可以協助她把這個寫下的任務拆解為更小的步驟，插入她每天的時間表中，每個小時、甚至到任務結束前的每一天，都有她要完成的目標。任務結束後，在記事本上記錄實際花了多少時間也有幫助。

此處的重點不是技術——而是背後的紀律！當她身陷問題情境時，如果你希望增進她完成任務的機率，就要讓重要資訊、計畫、目標、期限外顯化（以物理的方式）。用「技術術語」來說，就是將必須牢記的訊息，下載到存在於該情況或工作場所的某種物理媒介中。

註28：此應用軟體可上 http://www.selfcontrolapp.com/ 取得。

過動者缺乏時間感

這是關於過動症最重要的一個概念。這不僅使你能更深刻地瞭解過動症的本質，也更知道如何提供協助。難以在一段期間組織行為，即「時間管理」，是過動症帶來的最顯著危害；可以說時間感之於過動症，就像視力之於近視者的關係——過動症創造了對未來的近視。個人行為被近在眼前的事情、當下的情況引導，腦中關於未來的事件引導不足。他就是無法在行動之前先停下來思考後果，反而衝動行事，最後往往為此付出很大的代價。知道這點可以幫助你理解，為什麼過動成人會像那樣做決定，明明那些決定一看就知道很短淺。如果一個人無法想到未來的後果，那麼很多個人行為就會對準最大化的立即獎賞或從立即的困難中逃開，不在乎這些行為之後的不利後果。

◆你能如何協助他？

・**讓時間具體化**。如果時間是重要因子，就讓時間更具體可見。你可以用廚房計時器、鐘錶、電腦，每隔一段時間提醒她時限，用每日或每周行事曆把時間切割成每一個小時要做些什麼，用手機的計時功能設定時限提醒，諸如此類。方法無限多，但重要的是紀律：你和她越能將從她面前經過的時間外部化、物理化——舉例來說，靠物理化的定時器把時間架構出來——你和你所愛的人越能更好地管理她的時間。

- 可行的話，**減少或消除**任務中**有問題的時間因素**。與其給你所愛的人需要橫跨一段時間、例如幾天或幾週才能完成的任務，不如盡可能減少或消除這種跨度。當她的任務需要跨到下個月才能完成，鼓勵她將它切割為許多小的步驟，每天設定一個目標，直到最後完成整個任務。如此一來，每個步驟不會像整個計畫一樣顯得太大、難以征服。把大計畫切割成很多小步驟，比較容易有動機一次完成一小部分。每天都完成部分的小步驟之後，最終就能完成整個任務了。

過動症傷害內在或自我動機

既然成年過動症是執行功能缺損，就意味著一個人創造內在動機——也就是我們一般稱為自我動機、毅力、持續或堅持不懈——的能力會大幅降低。你關心的那位無法像一般成人一樣地自我激勵。如果任務沒有獎賞或讓人興奮，她就無法讓自己啟動或開始行動，或朝向目標與時限堅持下去。

◆你能如何協助他？

- 鼓勵你所愛之人**經常安排許多外在動機，以協助他把工作做完**。例如將計畫分成只需要短短的時間就能完成的小步驟。每完成一個小步驟，像是每隔一個小時或半小時的持續工作結束後，就給自己一些小小的獎賞。他可以伸伸懶腰、喝杯汽水或咖啡、看手機查訊息、傳簡訊、看臉書等等——但只是一下下喔！
- 請她**在完成小進度時，就安排小獎賞**，不要等到工作全部結束之後。這種人為小獎賞的計畫之於過動成人，就像輔助工具之於身障人士；獎賞就像輪椅、義肢或枴杖這些身障人士為因應某些狀況的所需工具。過動症造成的動機障礙使得這些人為的動機機制近乎必須，特別是在需要成功完成長時間的項目、任務、個人計畫或社會承諾方面。
- 鼓勵他**安排向某人回報進度**，像是找一位同事或支持他的主管，讓他為完成被指派的計畫而經常性地檢視自己的進度。比起無需向他人回報或必須獨力作業，這麼做能讓他更有動機完成工作。

無法對治表現點導致拒絕接受治療

你所愛的人會拒絕那些與幫助改善她因過動症而起的日常困境中、對表現點的各式積極介入無關的大部分治療建議，像是談話或洞察治療法、心理分析、針對抱怨的每週團體治療等等。這些治療法無法幫助過動症造成的執行缺損，因為它們不是發生在表現點上。

管理外在環境以管理症狀

像我之前強調過的，過動症讓你在意的人不會在她行動之前或當下思考——她也不擅長運用心智資訊去完善她需要做什麼並引導她完成。這個問題的解決之道不是嘮叨這些罹患過動症的人，要他們更加努力，或是記得自己該做什麼；相反地，她應該要掌握當下的情境，靠滿滿的物理性線索幫助他們記住該做什麼並專注在任務上。外在環境往往充滿不重要又讓人分心的事情，更有吸引力、更能影響過動成人的行為；這表示你越是能夠控制、安排他們在需要完成工作時身處的工作環境，那些改變就越有可能幫助他們完成任務。

◆ **你能如何協助他？**

- 鼓勵他**擺脫工作場域中各種令人分心的事物**。
- 協助他**將所有令人分心的事物改換成線索、計時器、卡片、清單、符號、便利**

貼、每日計畫或任何能讓他專注於手上的任務與目標的物品。

光靠規則無法完全引導行為

成人內在往往有一套規則，引導他在某個狀況（工作、學校、駕駛或社交場合）該做什麼或如何表現。成人進入這些環境時，會喚醒這些心智規則，指引他更有效地通過這些情境。過動成人在進入新的情況時，比較不會喚醒這些規則或記住規則。即使他辦得到，他們記起的規則或指令也無法好好控制他的行為。記住，過動症讓他信息的心理形式非常薄弱，無法控制他的行為。

◆你能如何協助他？

- 鼓勵甚至協助她**把規則物理化**，變成卡紙或是待辦清單的形式。具體化那些重要規則！可以把某項任務的規則與指示具體地寫在小看板、清單、表格、便利貼等等東西上，放在學校、職場或社交場所的適當處。鼓勵她在這些場所時**經常參考這些清單**或其他線索。
- 建議他在事前或當下**小聲地或對自己呢喃出聲**，**把這些規則說出口**，作為專注在任務上的另一個辦法。出聲提醒自己是一個很棒的方法，幫助我們在心思或行為上都能專注於工作。

- 建議他**用數位裝置記錄這些提醒**，遇到相同狀況時，**重新播放以提醒自己**。工作時最好用耳機收聽，才不會打擾到別人。

將過動症視為長期失能

一如我前面提到過的，管理過動症必須像管理其他慢性疾病或長期發展障礙那樣。以糖尿病為例，一旦確診，相關人等都明白糖尿病是無法治癒的，但仍有許多治療方法可以對症緩解有害的影響，包括每日服藥，改變環境、工作與生活習慣；診斷之後，臨床治療師會教育患者及家人關於慢性病的一切，然後設計並執行一整套的日常治療。這整套必須長期持續，才能維持治療最初達成的症狀緩解。理想中，持續的整套治療可以降低或消除因未加管理而導致次發性的不利影響。不過，每一位患者都不同，每一個治療的狀況也不同，因此在整個治療過程中，周期性地出現症狀突破或危機，在所難免，可能需要重新干預、調整治療計畫或執行新的療程。如果這些情況發生在你所愛之人的過動症療程中，不要感到喪氣。這很典型，只表示需要偶爾根據患者生活的改變而調整一下治療方式而已。不要假設環境的改變可以協助過動症患者修正之前的錯誤學習，或獲得永久的改善、保證停止治療。對心理治療更合宜的看法，是視其為一種人為的社交環境設計，以協助你所愛的人更好地處理、補償他的疾患。透過這一切，過動成人及其家人，以及他們相關的治療專家，目標應該是試著改善個體的生活品質與成功機率，儘管罹患過動症的生活永遠也不會和別人一樣。

這就是為什麼患者需要像你一樣關心他的家人，協助他接受疾病、學習更多與疾病有關的知識、根據我列出來的原則處理疾病。有了合適的治療，過動成人可以做出重大的，有時很戲劇性的生活改變。治療應包括關於過動症的教育、諮商、藥物、行為策略、努力付出、代言，與親友的支持。

加入希望，治療更有效

鼓勵他用懷著希望的態度面對治療，你可以讓事情完全改觀。少了希望，你所愛的人不會承擔各種治療計畫和因應策略，而它們對成功管理疾病及其相關的失能相當有必要。他一定要覺得，治療可以改善他的生活品質。他也需要知道，不只是臨床治療師，他的親友也誠懇地相信他可以從治療中獲益。他需要知道，親友甚至願意成為他治療過程中的夥伴，願盡力協助他參與治療。現在來看看幾種給過動成人的不同心理治療法。

一般的諮商

在她接受過評估與診斷之後，治療過動成人的第一步是確定她對疾病本身有充分的瞭解：它的本質、成因、危害與治療法。如果過動成人不是充分瞭解疾病所包含的廣泛知識，就無法從治療中充分獲益或參與治療。向他們提供諮商可以達成此一重要目的。經由書籍、網路或其他資源自我教育也可以。不過許多過動成人也常選擇接受對此疾病有所瞭解的精神健康專業人士一次或幾次的諮商，協助他們解答各自心中特定的問題。尋求有知識背景、可以信任的專業人士諮商是比較好的辦法，可以獲得可靠的知識，不用在網路的茫茫知識汪洋中尋找、看到各種各樣的說法，甚至看到不實的宣傳。

短期的專業諮商也可以協助患者度過我曾討論過的、在確診後的哀傷或適應階段——其中有些反應是嚴重到需要和合格的專業人士協力度過的。這比一個人獨自掙扎好多了。專業人士可以協助你所愛的過動症患者懷抱希望，但他們也可以針對這些人可能需要根據其獨特情況、量身定做的其他療法提供具體建議。有關過動症及其管理的所有知識在形式上都相同，需要調整以符合診斷出該疾病者的個別情況。諮商可以辦到這一點，它們根據你所愛之人的具體情況裁量普遍的資訊。

雖然是短期諮商，但隨著新的問題或損害出現、新的議題浮現，或症狀因無法有效管理而突破缺口，可能會定期需要此類的諮商會談。這些都可以為了處理症狀而要求重新調整治療內容，比方說藥物。這種諮商也可以作為其他所需治療方案內容的核心，以便管理成年人的過動症。比方說，諮商師可以在以下方面提供協助：

- 安排職業性向測驗、諮商工作相關的問題；
- 介紹患者專業精神科醫師或其他醫學專家，考慮並管理藥物治療；
- 為大學生殘疾服務機構提供有關過動症住宿的諮詢；
- 介紹婚姻諮商師，取得適合的伴侶諮商；
- 為成癮症或其他與過動症同時存在的疾病，找到合適的個人、團體或藥物治療。

身為同住的家人，你可能也需要和這位諮商師談一談。你可能需要更專業的協助，處理你和過動成人之間的關係。治療師也可以幫助你更理解過動症，以及所需的相關治療。

專業諮商師也可以協助過動成人（和你）一起，從全景的角度到你所愛之人的特定狀況，調整一般的疾病處理策略。這位諮商師或許也可以針對如何處理工作記憶、健忘、衝動控制、組織、問題解決、情緒控制、時間管理等問題提出建議；或是安排你們與認知行為治療的專家會面晤談，專注於過動成人執行功能缺損的議題（見下一段「認知行為療法」）。

協助過動成人不只是指出有問題的行為與缺失，以及要如何做而已，同時也在指出他們所擁有的正面特質與才華。這些能力可以協助患者處理問題，或是消除一些不利的影響，例如喪氣。有技巧的諮商師可以協助平衡負面的自我認知，提倡自我接納，強化優點、才華和其他過動成人需要的特質。

認知行為療法

迄今為止，經科學研究證實對過動成人最好的非藥物療法，就是認知行為治療（cognitive behavior therapy, CBT）。心理學中的認知行為治療被廣泛應用於各種疾病上，包括焦慮症、憂鬱症、創傷後壓力症候群、物質成癮疾患以及人格疾患等等。這種療法現在已專門用在過動症上，並針對成人的執行功能缺損及其他過動症症狀。傳統的認知行為治療協助患者辨認不合宜的行為、不適應的思考、相關的負面情緒反應、引起不合理思考與情緒的環境元素、無效的行為，並提出各種撥亂反正的建議。這些建議通常集中在協助患者調整或避免有問題的環境。他們也會協助患者重新專注於環境中較不會引起強烈情緒的部分，特別是教他們將不適當的思考或結論予以改寫或改組為更理性、有建設性的那些。有些認知行為治療方法也會教成年患者自我安慰，以及如何處理負面情緒，建構更合適的適應策略，降低或預防不恰當的行為。治療還可以教成人如何用更有建設性的行為取代因問題情況、患者所產生的看法及反應而引發的行為。

過動成人的認知行為治療已經超越了傳統範例，它努力識別有問題的行為與思考，對這些成人有的特定執行功能問題代以更具體的處理策略，包括自我控制、時間管理、計畫、組織、解決問題、情緒自我控制、自我動機以及其他等等，又稱為「針對執行功能的認知行為治療」。

已有給治療師使用的、有關這些方法的專業手冊，來自紐約大學醫學院（New York University Medical School）的瑪麗．索藍多（Mary Solanto）、邁阿密大學（University of Miami）的史蒂夫．沙弗恩（Steve Safren）與同事，和賓州大學醫學院（University of Pennsylvania Medical School）的羅素．藍姆賽（J. Russell Ramsay）等人；許多關於過動成人的書籍則提供了不錯的策略建議，包括艾利．塔克曼（Ari Tuckman）、克雷格．沙曼（Craig Surman）、湯姆．布朗（Tom Brown）、里納德．阿德勒（Lenard Adler）、愛德華．哈洛威爾（Edward Hallowell）和我自己寫過的書。

重要的是，這些治療並不能替代或取代下一章會提到的過動症藥物治療。如果過動成人接受針對執行功能的認知行為治療並服用他們的過動症藥物，大部分的過動成人都能從這些療法中獲得最佳利益。藥物比單單接受治療的效果要好得多，但是合併兩者更能增進一般過動成人對治療的反應。

教練

「八年前，我診斷出過動症，當時我二十二歲。我每天服藥，每個月去看兩次心理醫生，接受認知行為治療。但最近我看了一場演講的影片，才終於瞭解為什麼在生活的許多方面，我一直沒有進步。我開始擔心，自己有些重要的發展缺損完全沒有得到治療。我的問題如下：除了藥物和諮商之外，還有什麼治療可以幫助我嗎？我記得影片裡，講者將過動兒童的行為校正比喻成義肢，認為無論多少技巧發展都無法幫助克服過動症狀。講者還說，動機和其他執行缺損也需要矯正，在表現點提高其頻率和對後果問責。聽起來完全合理。但我已經三十歲了，不會在乎是否得到貼紙或小星星；如果藥物和諮商還不夠的話，一個過動成人為了辦到這種問責，還有些什麼其他選擇嗎？」

協助過動成人的另外一個辦法就是接受教練——調整過的「生命教練療法」模式，專門用來幫助過動成人。關於這種做法，目前已經有少量研究，如果結合下一章將討論的過動症藥物治療，顯得很有展望。專業機構已經開始提供訓練和指導專業人士進行過動症教練的工作了。

教練包括了提供持續的專業關係，關注個案為求達成自己的夢想、目標或期望採取行動。它使用提問和個人發現的過程來建立客戶的意識和責任程度，並發展新的技能。教練提供客戶結構、支持和回饋。也像一般的諮商或認知行為治療，教練是一段支持、務實、教育和合作的過程。但過動症教練和一般諮商師不同的是，教練與過動成人的接觸更頻繁，往往多達一週數次。這一般會以其他溝通方式而非面對面的晤談完成，像是透過電話、電子郵件、簡訊或其他社交媒體，通常是每天、或更不常見的十至十五分鐘的通話。這些有助於確定目標與達成目標的策略，並為過動症客戶提供有同情心、建設性與其他支持的建議。教練也可以提供結構、問責、有時溫和的挑戰等改善執行功能缺損之所需，大致與我先前給出的、與你會在本書最後一章找到的許多建議相同。

彼得．基爾利（Pete Quily）提出聘用成年過動症教練的二十六個益處[29]。清單上清楚列出教練能夠提供的各項協助。網路上可以找到更多有關過動症教練的資訊[30]。你可以在幾個網站上找到過動症教練的名單。要注意的是，目前還沒有國家或州層級的許可，也沒有給在這個領域已被廣為接受的過動症教練的認證或證明，但隨著專業社群已經就擔任教練需要接受的訓練達成共識，事情正往好的方向轉變。而目前，每個教練的教育背景和接受過動症及心衛服務訓練深度的差異很大，我會建議你們仔細查詢教練的經驗背景，以策安全。

婚姻或伴侶諮商

關於其中一人罹患過動症的婚姻諮商是否有效，目前還沒有研究。不過，就像我之前提出來的，過動症常見的社交缺陷，令過動成人和其同居伴侶經常需要婚姻諮商。當伴侶之一有過動症時，雙方面對的諸多問題包括了婚姻滿意度低、衝動的情緒反應、無法公平管理家庭責任與財務、駕駛問題、過度抽菸飲酒與吸毒、健康問題、危險的性行為與隨意的性愛傾向（一夜情），甚至在親密關係中反應式的攻擊傾向。藉由婚姻／伴侶諮商來幫助雙方解決這些問題，對於許多過動成年人至關重要。幸運的是，市面上已經有一些相關書籍，可以為這類伴侶提供關於這些問題及可能解決之道的初步指導，例如吉娜・皮拉（Gina Pera）寫的《你？我？成年過動症？》（*Is It you,*

註29：Quily, P. (n.d.). *26 benefits of adult ADHD coaching*. Retrieved from http://www.addcoach4u.com/adhd-coaching/benefitsofbeing.html。

註30：See information at http://www. chadd.org, http://www.additudemag.com/adhd/article/4002.html, http://www.nancyratey.com/adhdcoaching, http://www.adhdcoaches.org/, and http://www.psychologytoday.com/blog/pillsdont-teach-skills/201101/26-benefits-adult-adhd-coaching.

Me, or Adult ADD?）就是很棒的一本，另一本是梅麗莎・歐爾洛夫（Melissa Orlov）的《過動症對婚姻的影響》（*The ADHD Effect on Marriage*）。而吉娜・皮拉和亞瑟・羅賓（Arthur Robin）剛剛出版了過動成人伴侶諮商的臨床手冊（見參考資料）。

職業性向與諮商

過動年輕人剛開始選擇職業時，最好先找一位熟悉過動症的諮商師，做完整的職業性向測驗。透過他們在職業評估與諮詢方面的專業知識，與對過動症固有問題的知識相結合，就可以建議適合的過動症友善教育選項與職業道路（見第七章）。即使諮商師不熟悉成年過動症，也可以和熟悉過動症的專家合作，後者包括臨床心理學家、精神科醫生和臨床社會工作者等專業人員，他們可以為你所愛的過動成人的特定症狀和特質，協助調整職業評估的結果。

科技

凱文・墨菲博士建議過動成人熟悉科技工具，或許能協助他們處理執行缺損。他說道：

「有許多工具和設備可以協助溝通、書寫、拼字、時間管理，像是……（電腦）智慧型手機、平板與掌上型數位助理（PDA）提供廣泛的功能，包括通訊錄、行事曆、待辦清單和筆記本。手機簡訊讓溝通更容易、更自然，而且更快。很多軟體可以協助文書處理、個人金融和稅務。網路上有許多網站教大家組織技巧、時間管理，以及任何其他重要議題；網路銀行讓你在網路上付帳單，甚至設定自動扣繳，保護你不會遲繳或遭到罰款。有聲書籍和聲控文書可以協助學習和書寫。觸控筆可以協助學生做筆記或記錄課堂授課。這些設備可以隨時使用，非常方便，但是可能需要先花一些時間熟悉並運用自如。」[31]

舉例來說，過動成人的一個大問題是記得準時、而且真的支付帳單。你可以和他一起在電腦前坐下，去每一個需要付帳單的網站（銀行貸款、信用卡、水電等等）設定自動扣繳，這樣帳款可以每月從他們的支票帳戶中自動扣除；將支票記入一張信用卡，然後每月自動付款，或是設定發送電子郵件，告知他們立即去支付應付款項。以過動成人的健忘而言，自動扣繳顯然是最佳策略。月薪收入也辦理自動入庫及在數天

註31：Murphy, K. R. (2015). Psychological counseling of adults with ADHD. In R. A. Barkley (Ed.), *Attention-deficit hyperactivity disorder: A handbook for diagnosis and treatment* (4th ed., pp. 741–756). New York, NY: Guilford Press.

內完成自動付款，一切就都不用費心了。

規律的運動

儘管所有成人都應該規律運動，但研究顯示，這對過動者也許特別重要。運動可以暫時降低症狀，並／或協助患者更好地處理它們，同時也可以協助他們減低常見的肥胖傾向。最新研究顯示，即使只是允許過動兒童工作時可以動一動，或是身體扭來扭去，就可以幫助他們更專注、提升心智表現。因此你所愛的過動成人可以想一想，如何在必須執行的工作中引進重複的肢體動作。當然要小心，不要因此受傷。

溫和、謹慎、固定的運動可以協助過動成人減少症狀、改善自我調節，與幫助體重管理。沒有任何一種運動比較好，因此鼓勵他做他有興趣、有能力、最容易在生活中規律進行的運動。

需要記得的重點

過動成人最好結合心理治療、藥物治療以及其他干預。無論何種干預計畫，有效管理都包含一些有價值的、通用的策略與原則，在此處我稱之為幫助過動成人的「全景圖」概念。瞭解關於過動症的全景圖之後，知道它是一種自我控制不良與執行功能缺損的疾病，就可以更清楚地看出幫助你所愛之人處理及管理過動症需要遵守的規則了。心理治療及其他非藥物治療有其價值，像是一般諮商、針對過動症執行功能缺損的認知行為治療、婚姻／伴侶諮商、職業性向諮商、過動症教練、規律的運動以及使用科技，都已在此討論過。

第十二章

管理成年過動症的藥物

「我的兒子剛滿二十歲。他有複雜的過動症。我會這麼說是因為他的症狀如此之多，他們（專家）也不知道是因為過動症、生理原因或是學習來的行為了。他很過動，也有專注力不足的狀況，但他也呈現了攻擊性與叛逆。跟你老實說吧，他每天早上吃三十毫克的甲磺酸賴氨酸安非他命（Vyvanse）。過去一個月，我每天盯著他服藥。我注意到他變成完全不同的、『正常的』年輕人了。他會注意到事情、會幫忙、有同理心、進入雙向的對話而不是自己一直說、願意做功課、讀書、合作而且放鬆。也就是說，他不只是注意力提升和過動程度降低而已，他能夠展現更高程度的認知技巧。」

過動症藥物是目前對管理過動症最有效的治療了。毫無疑問。沒有任何治療像過動症藥物這樣，能夠控制症狀和執行功能缺損，大幅改善生活品質，而且還價錢合理。無論是什麼原因，如果你所愛的人不想服藥以駕馭他們的過動症，你得瞭解，他只是拒絕了處理過動症最有效的治療。拒絕過動症藥物，就像糖尿病患者拒絕注射胰島素，只想要單純依賴飲食控制、更多的運動和衛生習慣來控制病情一樣。這些控制也許有效，但遠不及藥物可以做到的。藥物更能夠控制病情。

以我和其他資深同事的經驗而言，確診之後，選擇拒絕服藥的過動成人通常會在三到六個月內回診，要求用藥。這時候，他們明白，其他選擇全都無法有效控制症狀。當然，並不是所有的患者都必須服藥。有些人確實可以不用藥，通常是症狀輕微、沒有其他精神疾病；身體健康、營養良好；不抽菸、喝酒、吸毒；經常運動與願意改變生活習慣的患者，他們雖然有過動症症狀，生活功能卻還令人滿意。這些人不服藥還可能過得去。但是這些人不能代表其他的過動成人。

雖然我推薦服藥，但是不贊成只靠藥物治療。你可以用許多其他治療協助所愛之人管理他們的過動症，像在第十一章提到的那些。我會在第十三章中描述許多行為管理方法。對於大部分過動成人，尤其是有中度到重度症狀的患者，藥物治療應該是核心成分，並輔以其他治療法——就跟管理糖尿病一樣。其他的治療法是針對藥物無法充分改變或改善、以降低過動症相關不利影響的生活特定區塊。不過，如果患者沒有結合服藥，這些治療很少能夠單獨見效。

藥物之所以如此重要還有另一個原因——除了它們有效，而且對大部分患有此疾病的人確有幫助的事實——過去幾十年的研究也顯示，藥物可以改正或補償造成過動症症狀的、根本的神經問題。確實，對於連續服藥數年的兒童，其大腦區域的發展可以趨近他們沒有罹患過動症的同儕[32、33]。藥物只是暫時控制了系統。只要血液中還有過動症藥物，過動成人的腦中也因此會有，它們就可以提供幫助。過動症藥物可以讓五〇％到六五％的過動成人行為變得正常、二〇％—三〇％的人雖然行為尚未達正常程度，也有長足的進步。也就是說，少於一〇％的患者對美國境內目前可取得的一種或多種藥物沒有積極的反應。當藥效發揮，其改善過動症症狀的幅度之大，一般來說是其他精神科藥物、像是抗憂鬱藥物或抗焦慮藥物，對精神性疾患影響的兩到三倍。過動症症狀的改善，會連帶改善生活各層面因疾患影響造成的不便。

雖然我們仍然需要做更多研究，才能完全瞭解過動症的神經以及遺傳基礎，以及過動症藥物如何作用，但是目前所知已經足夠讓我們說，過動症藥物是一種**神經基因治療**了。藥物並非單純地遮掩過動症症狀，而是直接治療疾病底下「真正的」問題，一如大眾媒體上的一些評論家所言；它們事實上直接糾正或補償大腦中引發過動症的潛在神經及遺傳因素，而且只在血液、尤其是大腦中還有過動症藥物時提供暫時的治療。這些藥物並不是繃帶、化學棍棒或束縛性緊身衣，或是單純的「媽媽的小幫手」，就像反藥物宣導甚至主流媒體上有時會描繪的那樣；因此，讓你所愛之人考慮用藥物作為他或她管理過動症方法之一的第二個理由是，不像其他目前可取得的治療法，它有極大的潛能可以暫時改善此疾患的神經基因基礎。

「三年前我搬到美國，為主要網路製作運動節目，並第一次聽說『過動症』。我就像大部分的人一樣，覺得過動症是家長和孩子為了逃避責任而想像出來的藉口。七天前，我二十九歲了。經過了至少十年時光，我逐漸意識到，我的行為、心智能力與生命歷史似乎完全不正常。跟同儕比起來，我簡直像個外星人。結果，我自己也得到過動症的診斷。回想起來，我應該更早尋求協助的。總之，我現在正在服藥。藥物非常有效，讓我立刻有了驚人的洞見，看到了正常人的狀況是怎樣的。感覺好像某種心智枷鎖被拿掉了。我不再需要病態地逃避任何需要長期使用腦力的活動，終於可以像一般人那樣使用我的注意力了。我發現自己真正在活著，而不是一直在補償什麼了。」

註32：Frodl, T., & Skokauskas, N. (2012). Meta-analysis of structural MRI studies in children and adults with attention deficit hyperactivity disorder indicates treatment effects. *Acta Psychiatrica Scandinavica,* 125, 114–126. http://dx.doi.org/10.1111/j.1600-0447.2011.01786.x。

註33：Spencer, T. J., Brown, A., Seidman, L. J., Valera, E. M., Makris, N., Lomedico, A., Biederman, J. (2013). Effect of psychostimulants on brain structure and function in ADHD: A qualitative review of magnetic resonance imaging-based neuroimaging studies. *Journal of Clinical Psychiatry,* 74, 902–917. http://dx.doi.org/10.4088/JCP.12r08287。

興奮劑

表格12.1列出了美國食品與藥物管理局（Food and Drug Administration, FDA）核可的成年過動症藥物，以及我的專業教科書中、由麻省總醫院（Massachusetts General Hospital）的傑佛遜．普林斯（Jefferson Prince）醫師與同事負責章節裡寫到的劑量[34]。

FDA核可的成年過動症藥物分兩大類，**興奮劑**和**非興奮劑**。兩者都可以控制過動症症狀，但也都需要每日服用才有效。過動症藥物沒有長期效果，一旦停止服藥，藥效就會停止，過動症的症狀會回復到服藥之前的程度。

這兩類過動症藥物都可以提高兩種（或更多）腦中化學物質，稱為神經傳導物質：多巴胺（Dopamine）和去甲腎上腺素（norepinephrine）。這些化學物質讓神經細胞彼此溝通，大腦才能有效運作。更進一步說，這些藥物能夠提升留在神經細胞外面的這些化學物質數量，而這能提升附近神經細胞之間的活動。藉由使得神經細胞釋放更多神經傳導物質，或是不把已經釋放到外面的神經傳導物質收回細胞中，藥物提升了大腦中與直接導致過動症相關區域的神經細胞之間的溝通。簡言之，在這些區域提高這些大腦化學物質，有助於區域功能，甚至使之變得正常。

註34：Prince, J. B., Wilens, T. E., Spencer, T. J., & Biederman, J. (2015). Pharmacotherapy of ADHD in adults. In R. A. Barkley (Ed.) *Attention-deficit hyperactivity disorder: A handbook for diagnosis and treatment* (4th ed., pp. 826–860). New York, NY: Guilford Press.

表格 12.1

美國食品與藥物管理局核准的過動症藥物

藥名（學名，品牌名）	合成與機制	有效時間	藥物劑量	根據體重的使用劑量	成人最高劑量
利他能（MPH, Ritalin）[a]	藥片，外消旋混合物，d-threo-MPH 與 l-threo-MPH 各半	3-4 小時	5、10 或 20 毫克藥片	（0.3-2 毫克／公斤／天）	60 毫克／天
哌甲酯（Dex-MPH, Focalin）[a]	d-threo-MPH 藥片	3-5 小時	2.5、5 或 10 毫克藥片（2.5 毫克哌甲酯相當於 5 毫克利他能）	（0.15-1 毫克／公斤／天）	20 毫克／天
亞甲基（MPH, Methylin）[a]	藥片，外消旋混合物，d-threo-MPH 與 l-threo-MPH 各半	3-4 小時	5、10 或與 20 毫克藥片	（0.3-2 毫克／公斤／天）	60 毫克／天
長效利他能（MPH-SR, Ritalin-SR）[a]	蠟質藥片，外消旋混合物，d-threo-MPH 與 l-threo-MPH 各半	3-8 小時，各人不同	20 毫克藥片（吸收量因人而異）	（0.3-2 毫克／公斤／天）	60 毫克／天
每思凝長效錠（MPH, Metadate ER）[a]	蠟質藥片，外消旋混合物，d-threo-MPH 與 l-threo-MPH 各半	3-8 小時，各人不同	10 或 20 毫克藥片（吸收量因人而異）	（0.3-2 毫克／公斤／天）	60 毫克／天

藥名（學名，品牌名）	合成與機制	有效時間	藥物劑量	根據體重的使用劑量	成人最高劑量
亞甲基長效錠（MPH, Methylin ER）[a]	羥丙甲纖維素（hydroxypropyl methylcellulose）基底藥片，外消旋混合物，d-threo-MPH 與 l-threo-MPH 各半，無防腐劑	8 小時	10 或 20 毫克藥片，2.5、5 或 10 毫克咀嚼型藥片，5 或 10 毫克的 5 毫升液體口服藥	（0.3-2 毫克／公斤／天）	60 毫克／天
利他能膠囊（MPH, Ritalin LA）[a]	兩種顆粒造成雙峰釋放（一半立即一半延遲釋放），外消旋混合物，d-threo-MPH 與 l-threo-MPH 各半	8 小時	20、30 或 40 毫克膠囊，可以撒在食物上吃	（0.3-2 毫克／公斤／天）	60 毫克／天
哌甲酯膠囊（D-MPH, Focalin XR）[c]	兩種顆粒造成雙峰釋放（一半立即一半延遲釋放），d-threo-MPH	12 小時	5、10、15、20、25、30、35 或 40 毫克膠囊	0.15-1 毫克／公斤／天	青少年 30 毫克／天，成人 40 毫克／天

藥名（學名，品牌名）	合成與機制	有效時間	藥物劑量	根據體重的使用劑量	成人最高劑量
每思凝膠囊（MPH, Metadate CD）[a]	兩種顆粒造成雙峰釋放（30%立即釋放，70%延遲釋放），外消旋混合物，d-threo-MPH 與 l-threo-MPH 各半	8 小時	20 毫克膠囊，可以撒在食物上吃	（0.3-2 毫克／公斤／天）	60 毫克／天
憶思能（MPH, Daytrana）[a]	貼片型	12 小時（貼 9 小時）	10、15、20 或 30 毫克貼片	0.3-2 毫克／公斤／天	30 毫克／天
專思達（MPH, Concerta）[a,c]	滲透壓系統，外消旋混合物，d-threo-MPH 與 l-threo-MPH 各半	12 小時	18、27、36 或 54 毫克錠片	（0.3-2 毫克／公斤／天）	72 毫克／天
長效型液態哌甲酯（MPH, Quillivant XR）	長效釋放液體	12 小時	25 毫克／5 毫升	（0.3-2 毫克／公斤／天）	60 毫克／天
右旋安非他命藥片（AMP, DexedrineTablet）[b]	d-AMP 藥片	4-5 小時	5 毫克藥片	（0.15-1 毫克／公斤／天）	40 毫克／天
右旋糖酐（AMP, Dextrostat，又稱右旋安非他命）[b]	d-AMP 藥片	4-5 小時	5 或 10 毫克藥片	（0.15-1 毫克／公斤／天）	40 毫克／天

藥名（學名，品牌名）	合成與機制	有效時間	藥物劑量	根據體重的使用劑量	成人最高劑量
右旋安非他命長效膠囊（AMP, Dexedrine Spansules）[b]	d-AMP，短效與長效顆粒各半	8 小時	5、10 或 15 毫克膠囊	（0.15-1 毫克／公斤／天）	40 毫克／天
阿得拉（混合型安非他命 Mixed salts of AMP, Adderall，又稱「聰明藥」）[b]	同分異構物 d-AMP（75%）與 l-AMP（25%）	4-6 小時	5、7.5、10、12.5、15、20 或 30 毫克藥片	（0.15-1 毫克／公斤／天）	40 毫克／天
長效型阿得拉（混合型安非他命 Mixed salts of AMP, Adderall-XR）[a, c]	混合 d-AMP（75%）和 l-AMP（25%），兩種顆粒，一半立即一半延遲釋放的雙峰型藥效	至少 8 小時（但對某些患者顯然藥效更長）	5、10、15、20、25 或 30 毫克膠囊，可以撒在食物上吃	（0.15-1 毫克／公斤／天）	兒童 30 毫克／天，建議成人 20 毫克／天
甲磺酸賴氨酸安非他命（Lisdexamfetamine, Vyvanse）[a, c]	右旋安非他命和離胺酸結合的藥片	12 小時	30、50 或 70 毫克的藥片		70 毫克／天

藥名（學名，品牌名）	合成與機制	有效時間	藥物劑量	根據體重的使用劑量	成人最高劑量
擇思達（Atomoxetine, Strattera，也稱為思銳）[a,c]	阿托莫西汀（Atomoxetine）膠囊	在血漿中的半衰期為 5 小時，但是對中樞神經系統的效果更長	10、18、25、40、60 或 80 毫克的膠囊	1.2 毫克／公斤／天	1.4 毫克／公斤／天或 100 毫克
長效型胍法辛（Guanfacine ER, Intuniv）[d]	胍法辛的長期釋放	一天一次	1、2、3 或 4 毫克藥片	每天最多 4 毫克	每天最多 4 毫克
長效型可樂定（Clonidine ER, Kapvay）[d]	可樂定的長期釋放	一天兩次	0.1 毫克藥片	0.1-0.2 毫克，每天兩次	至多 0.4 毫克

註：參考 "Pharmacotherapy of ADHD in Adults," by J. B. Prince, T. E. Wilens, T. J. Spencer, and J. Biederman. In R. A. Barkley (Ed.), *Attention-Deficit Hyperactivity Disorder: A Handbook for Diagnosis and Treatment* (4th ed., pp. 828–829), 2015, New York, NY: Guilford Press. Copyright 2015 by Guilford Press. Reprinted with permission.

[a] 准許用於治療六歲以上之過動症。[b] 准許用於治療三歲以上之過動症。[c] 特許用於治療成年過動症。

[d] 准許用於治療六至十七歲的青年多動症，作為單一療法或興奮劑輔助療法。

種類與功能

目前在美國銷售的兩類基本興奮劑是哌甲酯（methylphenidate, MPH，也稱為派醋甲酯）和安非他命（AMP）。這些興奮劑在大腦中主要是提升神經細胞外面的多巴胺濃度，也可以在較小程度上增加神經細胞外的去甲腎上腺素含量。安非他命主要是透過提升神經細胞受刺激後釋出的多巴胺量，在較小程度上也能阻止運輸系統重新把外面的多巴胺吸收到神經細胞裡，結果就是細胞外有更多的多巴胺在持續作用。哌甲酯主要是防止多巴胺被細胞重新吸收，這就是為什麼它被稱為運輸（或再回收）抑制劑。

這兩種藥物都可能被濫用，因為它們都會提升大腦「獎賞中心」區的多巴胺。刺激獎賞中心會導致上癮。但依照醫囑，透過口服或吞嚥過動症藥物，不會有成癮的問題，除非把它們磨成粉用鼻子吸食，或是融解在水中以針筒注射到血管裡。因為有濫用而成癮的可能，美國食品和藥物管理局將這些藥物列為第二類管制藥物，限制藥廠每年能夠製造多少藥物、醫師可以開多少藥物的處方、藥房可以儲存多少藥物、如何派送等等，全面管制監控。

以下表格列出這兩類藥物的五種不同施用方法，這些方法也讓藥物存留在血液和大腦的時間有所不同。已有數百篇研究討論過這些藥物與施用方法的安全性與效果。

五種興奮劑藥物的施用方法

五種施用方法包括：**丸劑**（pill）、**幫浦**（pump）、**細圓粒**（pellet）、**貼劑**（patch）和**前驅藥**（pro-drug）。你聽到的各種過動症興奮劑藥物品牌名，它們不是哌甲酯就是安非他命，並以下方式之一施用：

- **丸劑**。這是最初的藥物形式，已經使用數十年了。第一版安非他命出現於一九三〇年代，第一版哌甲酯則出現在一九五〇年代。丸劑型，吸收快，口服或吞服之後通常只需十五到二十分鐘就開始生效；六十到九十分鐘內，血液（腦部）中的藥物濃度達到最高，藥效可維持三到五小時，足以控制大部分人的過動症症狀。它們的問題在於：倘若你想在清醒時控制過動症症狀，比方說，需要十四到十六個鐘頭，對大部分成人而言，你必須每天服藥三到四次，甚至更多。吃藥對這些人帶來的不便已相當明顯，更不用說要如此頻繁地服藥，甚至經常忘記服藥了。立即釋放藥效的藥物都有這個問題，於是藥廠開始探索如何讓藥物進入身體、藥效保持得更久的辦法。你會經常聽到的藥物包括利他能、哌甲酯、右旋安非他命、苯札德林、阿得拉等等。

• **幫浦**。然後有人發明了聰明無比的水幫浦系統，讓藥物進入體內並在血液中維持得更久。專利名稱是專思達，含有哌甲酯。看起來像是膠囊，一端有雷射小孔。裡面有兩個空間，一個空間裡放了黏稠的膏狀哌甲酯，另一個空間是空的。膠囊外面有一層粉狀的哌甲酯。當你吞下膠囊之後，外層的粉狀哌甲酯立刻發揮作用；同時，膠囊開始吸收胃裡（以及之後腸道裡）的水分。水分穩定地經由膠囊外壁進入空的部分。當空間裡充滿水了之後，對另一半空間造成壓力，把膏狀的哌甲酯經由底端的小孔擠出去，持續大約八到十二小時或更久。結果就是許多人，尤其是兒童，每天只需要服用一顆膠囊，而不是兩到三顆（或更多）。當然，膠囊有各種不同劑量，醫生可以挑選適合個別患者需求與反應的劑量。問題是有些年紀較大的兒童與青少年，尤其是成年人，需要更長的藥效。有些醫生會再加開黃昏時服用的哌甲酯或安非他命藥片，在專思達開始失去藥效之後，再增加三到五小時的藥效。即便如此，這個施行系統的智慧還是令人敬佩。

• **細圓粒**。幫浦出現的同時，藥劑工程師正在研究改善在不同時間釋放的藥物顆粒，讓藥物在身體和血液裡待得更久。這種方法已經在感冒藥物中行之有年，例如老牌子 Contac 的感冒藥。但是必須做一些改變，才能與動症藥物一起使用。現在無論是哌甲酯或安非他命，都已經有了延時釋放的細圓粒了。小顆的藥物外面塗上不同物質，有些會在吞下之後立即溶解，有些會在一、二、三小時或更久之後溶解。對大多數人來說，這意味著藥物可以在八到十二小時中逐步釋出、吸收、進入血液。這也是一個非常聰明的系統。它還有一個額外的優點：如果有人不想或無法吞嚥膠囊，他們可以打開膠囊，把藥粉撒在一匙蘋果泥、優酪乳或其他食物上，一起吞下。這並不會改變藥物在身體裡的作用方式。在美國你可能聽說過這些輸送系統的品牌，包括利他能膠囊、哌甲酯膠囊、每思凝膠囊和長效型阿得拉。同樣地，這些膠囊都有各種不同劑量，讓醫生可以依照患者需要調整到最佳。就像幫浦系統，有時，延時釋放的細圓粒系統必須在黃昏時補充一次一般型的藥片，以延長藥效。有些研究顯示，細圓粒系統對控制過動症症狀的效果在上午較好。相較之下，幫浦系統的效果在下午較好。兩種輸送系統都能提供全天良好的過動症症狀控制，但不是都在一天中的相同時段。在二者之間做選擇的時候，要考慮患者一天之中的什麼時段最需要好好控制過動症症狀。

• **貼劑**。以上兩種輸送系統（幫浦與細圓粒）出現不久之後，就出現了貼劑，僅數年後就獲得FDA的批准。貼劑有背膠，可以直接貼在皮膚上，例如肩膀後面或臀部。貼劑含有哌甲酯，接觸到皮膚時會被皮膚直接吸收、進入血液。只要一直貼著貼劑，哌甲酯就會在一天中根據需要進入體內長達數小時。因為哌甲酯可能會導致失眠或入睡困難，所以必須在睡前幾小時撕除。這個輸送系統一度使用憶思能的品牌名稱，但是貼劑的專利正在讓售中，未來可能由別的公司買下，用另一個名字販售。這是另一項聰明的發明，它可以將興奮劑帶入並保存在血液中一段足夠的時間，在你醒著的大部分時間控制過動症的症狀。它的優點是無需吞嚥，只要貼著就能傳遞藥效。當然，缺點是你必須記得在睡前好幾個小時就要撕掉貼劑。另一個問題是，十五％到二〇％的人會對貼劑過敏，引起紅腫，必須停止使用。貼劑也有各種不同劑量，可以依照個人需要調整處方。

• **前驅藥**。二〇〇八年，另一個輸送系統得到ＦＤＡ的批准，可用於過動症成人，稱為甲磺酸賴氨酸安非他命。這是人類展現創造力的又一個例子。速釋丸劑和細圓粒系統的問題之一都是有可能被濫用，通常是藉由將丸劑或細圓粒系統壓碎後、吸食這些粉末，或將粉末摻水溶解、注射到靜脈。無論是用鼻子吸食還是注射到靜脈，這些興奮劑都會快速進入血液、大腦。正是因為這樣快速地入侵大腦、並幾乎是同樣快速地在大腦特定區域消退，使得人們可以從這種興奮劑傳遞的方式體驗到快感。口服則不會發生這種情況。結果一家小型生物科技公司發明了一種將安非他命鎖住的方法，唯有到人類的腸胃中才會開始釋放藥效。他們將離氨酸和安非他命以化學鍵結合起來，被ＦＤＡ稱為前驅藥。前驅藥中的安非他命無法發揮作用。口服之後，在胃裡和腸道裡，身體原有的酵素會將離氨酸和安非他命分離開來，安非他命才能進入血液，開始作用。設計藥物的方式通常是使藥效長達十到十四個小時。這個輸送系統大幅降低了這類安非他命遭濫用的可能性，並能依靠單劑提供更長效的幫助。

失症。

有時候，過動症藥物也能夠協助我在第三章提到的「認知步調遲緩」與注意力缺

副作用

服用這兩類興奮劑的人最常見的副作用，依常見的程度、由高至低條列如下：

- 失眠或難以入睡；
- 失去胃口，尤其是中餐（想要減肥的成人會認為這是好現象）；
- 減重（有些成人不認為這是不良副作用）；
- 頭痛；
- 噁心、胃不舒服、胃痛；
- 焦慮（有些研究不認為過動症藥物會造成焦慮，但是有些研究顯示會，尤其是過動兒童，應繼續列為可能的不良反應）；

- 易怒或容易煩躁，生氣或發脾氣（不過是經常與更經常的差別；管理過動症實際上可以減少情緒控制問題；正如我前面討論過的，調節情緒的問題實際上與過動症有關，治療過動症通常可以讓這個領域的運作更佳，而不是更糟）；
- 肌肉抽動（興奮劑型藥物本身可能不會引起抽動，除非家族史中有抽動症病史，才會比沒有此類病史的人更容易患上抽動症。如果已經有抽動現象，三分之一的患者服藥後會加重抽動現象，其他人則不受影響，甚至有改善）；
- 加強肌肉張力（不常見，可是有的人會覺得好像喝了太多咖啡因，下巴緊繃、前額肌肉緊繃、姿勢緊繃）。

興奮劑也會稍微提高心跳和血壓，但通常不會比爬半層樓梯來得更提升。你可能聽說過，這些藥物會讓人更容易濫用其他毒品，尤其是其他興奮劑藥物，但是大部分研究並不支持這種說法。很多人服用過動症藥物多年，包括從小到大都有過動症的患者，並不會比沒有接受治療的人更容易吸毒成癮。[35]事實上，有一些研究發現，服用過動症藥物的人更不容易吸毒成癮，可能因為藥物使他比較能夠控制衝動了。[36]

你可能也聽說過，這些藥物（尤其是興奮劑）可能引起心臟忽然停止跳動而猝死。使用過動症藥物的人之中，只有非常少數的中風案例。雖然有人在服藥期間猝死，但是都有其他因素。這些因素本身就足以致死，例如結構性心臟問題、猝死的家族史、死前進行過度激烈的運動。

現在有證據實際上顯示，服用過動症藥物的人比一般人的猝死機率（十萬人中每年有一到七個，視年紀而有不同）更低。這可能是因為醫師開處方之前，一定會先篩檢患者有無心臟疾病。如果患者心臟有問題，醫生就不會開處方。如果患者有猝死的家族史、結構性心臟異常、心律異常、高血壓或其他心臟問題，醫生也會注意、不開這種處方。不使用興奮劑治療臨床或病態高血壓患者也很合理，因為顯而易見的原因，這可能會使情況變得更加危險。過動症藥物對於健康的過動成人則沒有不良影響。

註35：Biederman, J., Monuteaux, M. C., Spencer, T., Wilens, T. E., MacPherson, H. A., & Faraone, S. V. (2008). Stimulant therapy and risk for subsequent substance use disorders in male adults with ADHD: A naturalistic controlled 10-year follow-up study. *American Journal of Psychiatry,* 165, 597–603. http://dx.doi.org/10.1176/appi.ajp.2007.07091486。

註36：Groenman, A. P., Oosterlaan, J., Rommelse, N. N. J., Franke, B., Greven, C. U., Hoekstra, P. J., ... Faraone, S. V. (2013). Stimulant treatment for attention-deficit hyperactivity disorder and risk of developing substance use disorder. *British Journal of Psychiatry,* 203, 112–119. http://dx.doi.org/10.1192/bjp.bp.112.124784。

非興奮劑藥物

阿托莫西汀（Atomoxetine, ATX）

二〇〇三年，非興奮劑藥物阿托莫西汀首度獲FDA批准上市，用來治療過動症兒童、青少年和成人。阿托莫西汀也是二十五年來的第一種過動症藥物，品牌名為擇思達。這是在申請美國食品與藥物管理局上市許可前，經過最多研究的過動症藥物；全世界超過六千人的隨機試驗及雙盲試驗徹底研究了其效用、副作用和安全性，現在有幾百萬名過動者正在服用這種藥物。

阿托莫西汀和興奮劑的差別在於不會影響腦部和毒品濫用與成癮有關的部分。一旦神經細胞釋出去甲腎上腺素，阿托莫西汀可以阻止細胞重新吸收去甲腎上腺素，因此提升腦中的去甲腎上腺素濃度。興奮劑在腦中某些部分無法發揮作用，去甲腎上腺素則可以。阿托莫西汀不會激化大腦的獎賞中心，因此不會導致成癮，也沒有被列為管制藥物。研究顯示，阿托莫西汀非常不容易被濫用，因為藥效機制和興奮劑不同，引起的副作用（不良反應）和益處也不同。

阿托莫西汀管理過動症的效果幾乎和興奮劑相同，但是還差一點。和興奮劑一樣，大約有七五%的患者對阿托莫西汀有良好反應。某些研究顯示，雖然五〇%患者對兩種藥物的反應都很良好，但是二五％可能對興奮劑類藥物的反應更好。剩下的二五％則相反，對阿托莫西汀的反應更好。也就是說，患者可能對其中一種藥物反應良好，其他患者則對另一種藥物反應良好。有些患者雖然對阿托莫西汀反應較差，但是效果已經足以改善過動症症狀，卻沒有興奮劑類藥物可能會引起的副作用。

因此，醫生每天在過動症治療的臨床工作上，面對的問題不是哪一種藥物最好，而是哪種最適合個別患者的獨特狀況。有許多不同的藥物和不同的施用方式，醫生可以針對個別患者開出最恰當的處方。如果使用阿托莫西汀，會花比較長的時間找到適合的劑量，因為身體需要時間適應。這就是為什麼醫生喜歡讓患者用同樣的劑量一陣子，才調整劑量。它的適應時間會比興奮劑類藥物要長。

阿托莫西汀的副作用

最常見的副作用是噁心或嘔吐、口乾、暈眩或頭暈、便秘、盜汗、性慾減低或勃起功能障礙、失眠（比興奮劑類藥物不常見）、易怒。阿托莫西汀也會增加心跳和血壓，但是比興奮劑要低。非常少見的副作用是肝功能異常，大約發生於一百萬之一的患者（至今的四百五十萬名服藥患者中，有四位肝功能異常）。這些患者的自體免疫系統對藥物的反應導致免疫系統攻擊肝臟的外層，引起發炎。最近發現，其中兩位患者的肝功能是受到其他因素影響，而非藥物的副作用。所以，對肝臟的影響可能只有兩到三百萬分之一了。但是，以前就有肝功能問題的患者可能不該服用阿托莫西汀。

藥物包裝上有警告文字，指出藥物可能引起自殺念頭，但不會真的試圖自殺。而且只對兒童有此影響。這個警告內容十分有問題，數據來自一開始的藥物實驗時期，缺乏進一步研究。同樣的數據中，青少年和成人反而沒有自殺的念頭，雖然這兩個族群才是比較會有此想法的年紀。另外，最近的研究顯示，停止服藥的過動症患者比服藥（無論是阿托莫西汀或興奮劑類）的患者更容易產生自殺的想法。可見服藥可以降低自殺的念頭。

威克倦（Bupropion, Wellbutrin）

另一種非興奮劑過動症藥物是威克倦，雖然未經食品和藥物管理局許可，有時還是被用來治療過動症。該藥物在美國以威克倦這個品牌販售。威克倦也會提升腦內去甲腎上腺素濃度，機制與阿托莫西汀類似，但它也影響其他腦內化學物質。如果要同時治療過動症和其他會受到威克倦影響的疾病，就很有效，例如焦慮與輕度憂鬱症。除了有副作用之外，威克倦管理過動症的效果可能比不上興奮劑。關於威克倦的研究沒有阿托莫西汀多，管理過動症的效果也比較不確定。即使如此，如果合併有焦慮症或輕微憂鬱症的話，還是可以使用威克倦管理過動症——這種作法稱為「藥品仿單標示外使用」（off lable）。更常見的是，這項藥物已被用於治療同時罹患焦慮症或輕度憂鬱症的過動症病人。

其他非興奮劑藥物也可能經由藥品仿單標示外使用，以管理過動症，例如抗憂鬱藥物、抗焦慮藥物、情緒穩定劑、抗精神病藥物等等。這些藥物在管理過動症上，都不如之前提過的核准藥物來得有效，也沒有那麼多的研究數據支持。通常是為了管理其他身心疾病，同時管理過動症時，才會使用。有時甚至會和過動症藥物合併使用。有些研究顯示，抗嗜睡症的藥物莫達非尼（modafinil, Provigil）對於治療過動兒童似乎有效，但是效果無法在其他研究中被複製出來。目前尚無莫達非尼對過動成人的研究。莫達非尼可以提升清醒和興奮的程度，有時用來治療睡眠呼吸中止症。該藥物也尚未獲得FDA批准用於治療過動症。

抗高血壓藥物

還有兩種藥物可以用來治療過動症，但這是最後的選擇，只有當其他藥物都無效時，才能使用。二者原本都是用來治療高血壓的抗高血壓藥物。其中之一是可樂定（clonidine，也稱為保適錠），作用為阿爾發腎上腺素作用劑的增強子（alphaadrenergic enhncer）。腦部某些神經細胞表面有通道，稱為阿爾發-2接受器，可樂定可以降低或關閉通道，使得神經細胞的神經訊號更強或更有效。低劑量可樂定可以刺激腦部的抑制系統。FDA在二〇一〇年批准將長效可樂定（clonidine ER, Kapvay）用於六到十七歲的過動兒童，但是醫生也可以用藥品仿單標示外使用的方式用在成人身上。長效可樂定可以單獨使用，或配合其他興奮劑使用。我認為可樂定的藥效不如之前提過的藥物。有時候，醫生會用可樂定治療有其他疾患的過動者，例如行為規範障礙、反社會障礙、易怒、憤怒，也可以治療肌肉抽動和睡眠障礙，並降低焦慮。一般版可樂定的持續時間，不及最近批准用於治療過動症症狀的延長版。

可樂定最常見的副作用就是鎮靜（嗜睡），但是隨著治療進程，這個副作用會逐漸減少。可樂定也可能引起低血壓、口乾、頭昏、暈眩、可能暈倒、生動的夢、憂鬱與困惑。不像其他的過動症藥物，可樂定不能立刻停藥，而是需要幾天或幾星期逐漸減藥的過程。如果患者正在服用貝塔阻斷劑（beta blocker）或鈣離子通道阻斷劑，就不能服用可樂定。專家建議，服用可樂定的患者，在服用前、改變劑量、逐漸停藥時都要先量血壓。

另一種用於過動症的抗高血壓藥物是胍法辛（guanfacine）。二〇〇九年，FDA批准了將長效胍法辛（guanfacine ER, Intuniv）用於六到十七歲的過動者，但是醫生可以用藥品仿單標示外使用的方式用在成人身上。長效胍法辛可以單獨使用，或配合其他興奮劑藥物使用。胍法辛比可樂定更好，包括較不會引起鎮靜的副作用、藥效較長、較不會引起心血管疾病問題。

胍法辛的副作用是可能稍微降低血壓和心跳、鎮靜、易怒、憂鬱，藥效則不如興奮劑類藥物或阿托莫西汀。胍法辛適用於與過動症合併的其他疾患，例如憤怒、攻擊性，也可以降低衝動和過動的行為。

您和您所愛的人應該意識到了，用這兩種降血壓藥物治療過動症的研究非常少。針對兒童的研究稍多，所以才能獲得FDA的上市許可。因為缺乏研究，這些藥物應該被視為過動成人最後的選擇。應該先嘗試其他過動症藥物。

藥物治療能做什麼？

「我二十七歲了，來自東亞，最近診斷出過動症以及復發型憂鬱症。很意外的，我聽了非常開心，感到輕鬆。我以前總是在想：『為什麼我這麼沒用？總是無法持久努力，獲得成就？』現在終於有答案了。大家總覺得我的問題是懶惰、不小心、缺乏真正的興趣。現在知道這一切都是誤解，其實有別的解釋，讓我感到安慰和興奮。我很愛玩音樂。我愛極了音樂。我正在學鋼琴，需要長達多年、每天幾小時的用心練習。幸運的是，我的家族裡有很多非常優秀的音樂家，我從出生就浸潤在音樂裡。醫生說我的過動症讓我有很多潛力沒有發揮。他告訴我，如果我服藥並得到適當的支持，我是可以成功的。我會永遠感激他說的話。我開始服藥，差別真大。現在的我可以坐下來練琴，每天七到十小時，完全不會覺得坐立不安或無聊。以前，我覺得我一生中從來沒有至少維持專注一小時過。」

大部分過動成人開始服藥之後，都會感到症狀改善，少數患者甚至覺得自己反應正常了。一旦開始服藥，他們都快樂得幾乎掉淚，原來他們也可以有如此良好的表現。有些患者只需要服藥，無需其他治療，就可以管理他們的過動症了。

大部分患者說，症狀改善很多。他們（一）工作更有產能，（二）更專注，（三）比較不衝動，會思考自己在做的事，（四）專注工作，比較不散慢或容易分心，（五）比較不健忘，（六）比較容易組織自己的思考，（七）比較容易和人對話，（八）能夠更快、更清楚地書寫，例如商業信件或報告，（九）對人對事都比較容易信守承諾，（十）情緒更容易控制，或是比較穩定。

過動成人往往會說，他們終於知道當一個「正常人」是什麼感覺了。但是不要期待患者的所有問題都奇蹟般消失。工作、關係、學校或其他方面的問題可能還是會冒出來，雖然不是因為過動症，而是因為其他原因。過動症治療並不一定能夠讓其他問題消失。我曾經提過，過動症患者往往有其他一、兩種疾患。過動症治療不一定能夠同時治療這些疾患，患者也需要其他協助。

過動症藥物的劑量因人而異，有的成人像兒童一樣，只需要少量藥物即可，有些人則需要很高的劑量，比平均劑量更高。醫生會嘗試不同劑量，先從低劑量開始，每週提高劑量，直到有良好反應——或是副作用太強，無法再增加劑量為止。一開始，無論使用何種藥物，七五％患者都會反應良好。他需要很有耐性（並非過動成人擅長的事），可能要兩到三星期，甚至一、兩個月，才能找到合適的劑量。患者可能有一〇％到二五％的機率對第一種藥物沒有反應，三％到一〇％的機率完全無法耐受藥物。醫生需要從患者的親近親友或同居者那裡獲得資訊，瞭解患者對藥物的反應。有時候，雖然患者進步了，但是他自己沒有覺察，需要身邊的人告訴醫生。

如果第一種藥物沒有效果或效果不夠好，不要擔心，換一種藥物可能就好了。即使對第一種藥物沒有反應，也要繼續嘗試其他藥物或輸送系統。這些藥物是精神科藥物中最安全、最有研究支持的，所以儘管放心地嘗試不同的藥物、劑量和施用系統，直到找到最合適的治療方式。只有在所有選擇都嘗試過，並且無效之後，才能嘗試未經ＦＤＡ許可的藥品仿單標示外使用的藥物。

關於過動症藥物的常見問題

有沒有任何科學證據指出，懷孕期間服用過動症藥物安全或不安全？幾乎沒有證據證實過動症藥物對懷孕婦女及胎兒有影響。二〇一三年有一項大型研究發現，如果過動症婦女懷孕期間服用興奮劑類藥物，新生兒並沒有任何明顯異常，意味著孕期服藥是安全的。但是單單一項研究還不足以證明。目前，所有藥廠都建議懷孕婦女停藥。當然，患者和醫生都必須瞭解，停藥之後，過動症狀全部會恢復，包含各種危險因子，例如危險駕駛、經濟管理問題、婚姻或關係壓力，如果已經有了孩子，更別提還有和孩子的教養關係問題，以及工作與教育上的問題。

藥物的藥效會受到身體變化的影響嗎？例如體重大幅上升或減少、荷爾蒙變化（經期、更年期前期、更年期等等）。有些人，尤其是正在成長的孩子，身體變化及體重增加時需要調整劑量，成人則比較沒有這種問題。但是有些成人表示，體重改變時，藥效也會改變。因此，有時成人也需要調整藥物劑量，但是沒有兒童那麼需要調整。關於經期或更年期，目前並沒有證據顯示藥效是否改變。

可能逐漸養成對興奮劑類藥物的耐受度嗎？如果可能的話，要如何處理？如果已經有耐受度的話，要如何避免繼續養成耐受度，或是如何處理？目前的過動症藥物似乎沒有耐受度的問題，但是有些患者會表示，服藥三到六個月之後，藥效似乎比較低了，需要調整劑量、換一種施用方式或甚至換藥。臨床上，有些患者會抱怨藥物效果不夠好。但是進一步瞭解之後，會發現他們正在經歷壓力特別大的困難時期，使得過動症症狀特別強烈，平常的劑量無法維持足夠的效果。這時可能需要暫時改變劑量或處理問題來源。

無專利的通用藥物會比有專利的品牌藥物效果差嗎？或許。比起製造專利藥物的過程而言，製造通用藥物的過程比較不嚴謹。曾經有許多報告，指出通用藥物對每天的過動症症狀控制效果不一，或是一般的成功率較低。如果發生這種情形，請醫生恢復使用專利品牌藥。

患者是否可能對過動症藥物成癮？如果他曾經有濫用藥物及成癮的歷史呢？研究顯示，如果正確服用，患者不會對過動症藥物成癮。如果患者壓碎藥物，用鼻子吸食，或是將藥物溶解在水裡，注射到靜脈中，就會成癮。有些患者會過度依賴藥物，以為藥物可以解決所有問題，協助他們度過某種狀況。這些問題往往不直接與過動症相關。他們可能只是想保持清醒得更久，例如準備考試或長途開車的時候不希望睡著。如果患者抽菸、喝酒、吸食大麻，現在想戒掉的話，服用過動症藥物是完全安全的，而且服藥可能協助他有更好的自我控制，因此更能戒掉上癮物質。但是如果患者濫用刺激性物質，例如古柯鹼或甲基安非他命，就最好使用非興奮劑類的過動症藥物，以免成癮加劇。

需要記得的重點

我們討論了兩類型的過動症藥物：興奮劑和非興奮劑。大部分患者對這兩種藥物反應良好，但是有一〇%到一五%的患者可能毫無反應。嘗試每一種藥和每一種施用方式可以提高找到合適藥物的成功機率。每一種藥物都有其益處與副作用，但是在治療成年過動症方面都很安全。另外兩種藥都是降血壓的藥物，但可以用來治療過動症；FDA只允許用在兒童身上，因為缺乏成人用這些藥物治療過動症的研究。即便如此，醫生還是可以用藥品仿單標示外使用的方式治療成人。這些未經批准的藥物可能沒有之前提過的過動症藥物有效，像是利他能、安非他命或阿托莫西汀。還有，過動症藥物雖然有效，患者還是可能抗拒服藥或想要停藥。

如果你所愛的人尚未開始服藥，過動症症狀在嚴重程度與頻率上屬於中度或重度，造成功能上的問題，你就應該和他談一談，是否要選擇藥物治療了。鼓勵他閱讀本章，或是我的另一本書《管理成人過動症》（*Taking Charge of Adult ADHD*）。鼓勵他和醫生討論用藥。當然，如果他尚未獲得過動症的診斷，就要先鼓勵他去接受評估。

當你所愛的人開始服藥的前一天，鼓勵他省視自己的過動症症狀。你可以使用第一章的過動症症狀表來檢視。你自己也可以評估他的症狀，用來判斷藥物是否能夠有效治療他的症狀。一週後，你和他再次填寫評估表。你們可以比較第一次和第二次的評估表，看看藥物效果如何。如果劑量調高，一週後再度作此評估，看看新的劑量是否有效。

當然，如果你所愛的人碰上嚴重、造成干擾的副作用，導致他想停藥時，請立即和開處方的醫生討論。如果副作用還算輕微，就可以等到下一次門診時再和醫生討論。請記得，有些副作用，例如失眠或食慾不振，在一、兩週後會慢慢消失。如果你對藥物有自己的問題或疑慮，或是覺得藥效不夠強，都可以和醫生討論——但他如果不希望你和醫生討論，不要強迫他同意。你可以在網路上閱讀更多與這些藥物有關的資訊，來解決您自己的問題或疑慮（請參閱書末的參考資料）。

第十三章 協助你愛的人持續服藥

成人過動症藥物的最大困難不是無效——它們顯然有效——而是患者開始治療幾年後，會越來越不願意接受藥物治療。很多人會很難理解，如果藥物有效，為什麼不想持續有效治療呢？事實上，許多議題都可能導致患者不願意服藥，即使藥物可有效治療疾病。不遵守醫療指導不僅是成年過動症領域的問題，許多慢性疾病患者都不喜歡遵守服藥指示，包括高血壓、高血脂、糖尿病、癲癇和其他慢性疾病。因為各種原因，許多人就是不想做對自己最有益的事情。

你能做的第一件事就是告訴患者，你注意到他的症狀和功能改善了多少。有時候，過動成人比身邊的人更不會覺察到藥效。所以，一定要讓他們知道，藥物幫他們解決了過動症和它對日常活動造成的傷害有多少。如果患者仍然不確定是否要繼續用藥，就跟他討論以下想要停藥的原因。我會針對這些問題給你一些相應的行動建議。

過動症使他不願意服藥

患有過動症只會進一步加重與醫療指導有關的典型問題。過動症會影響自我調節的功能——我們考慮自己的長期利益時，使用的心智能力（執行功能）之一。因此，有自我控制問題的人很難好好控制或管理服藥。過動症牽涉到的挑戰包括：

- 時間管理不佳。你所愛的人可能沒有及時與按時服藥、錯過了與醫生預約補充藥品的時間、無法按時到達藥房取得補充藥物，或錯過更新郵購處方服務的截止日期等等。
- 工作記憶、自我組織和解決問題的能力不良。你所愛的人可能忘記按處方服藥、忘記取藥、不處理健康保險的問題、忘記約門診、忘記去藥房取藥。
- 自我控制不良。如果有任何擾人的副作用、患者覺得藥物價格太高、害怕被人發現而遭汙名化、覺得藥物有危險性，或是覺得可以用其他自然的養生食品或健康飲食就能控制病情的話，患者就很容易衝動地停藥。
- 自我動機低落。如果自我動機低落，患者就不會費心約門診、定時服藥、取藥等等。這些活動都需要花時間和努力。
- 情緒調節不良。許多過動成人有情緒控制的問題，遇到等待排門診或取藥時，容易感到挫折與憤怒，因此停藥。如果你一直提醒他服藥、調整劑量、有耐性等待藥物發揮藥效等等，他可能還會和你起爭執，最後乾脆停藥。

- 自我覺察不良。很多過動成人無法像身邊的人那樣，覺察到藥物所帶來的正向改變。
- 正向錯覺偏誤。患者認為自己的問題和不便沒有像別人說的那麼嚴重，或是根本否認自己有問題。正向錯覺偏誤讓你愛的人看不到問題，或是低估了問題的嚴重程度。

另一個問題是，根據藥物類型和所使用的輸送系統，其中許多藥物，尤其是興奮劑類，藥效只能維持三到十二小時（更多細節請參見第十二章）。這意味著在某些情況下，例如早晨尚未服藥之前，或是晚上藥效已經消失之後，血液中沒有藥物。這時，患者的過動症症狀與功能缺損將會影響他接下來是否乖乖服藥。

你能夠做什麼

請回頭複習一下我在第十一章提出的全景圖。你可以用這些點子協助患者，面對和處理他的功能缺損，例如工作記憶、時間管理、組織等等。這些方法可能協助他按時服藥、去門診和藥房等等，可以使用標註了星期幾的藥盒，並將藥盒放在廁所洗臉盆旁邊，每天早上刷牙時都能看見。藥盒可以協助他每天按時服藥，但你可能還是要提醒他每個星期填滿藥盒。

讓患者在記事本上寫下門診時間，或用手機和電腦提醒他。你也可以寫在自己的記事本上。很多手機都有兩人共用的行事曆。

在幫助提高自我意識和正面錯覺偏誤上，請偶爾和你所愛的人談一談藥物的益處，以及你看見的行為改變和結果（學校成績進步、工作表現進步、在家更負責任、金錢管理進步等等）。鼓勵其他親友也這麼做。這樣，患者可以從別人口中，看到客觀的觀察，而不是主觀地根據自己的覺察決定要不要繼續服藥。就像減肥一樣，最能讓人繼續努力的就是聽到別人說你進步了多少。你能做什麼，要看哪些過動症症狀對他造成最大的影響，使他不想繼續服藥。

成人不願意長期服藥的其他常見原因

辛西亞．拉斯特（Cynthia Last）醫師在她為躁鬱症患者及親友寫的書中說，還有其他原因使患者拒絕繼續服藥。[37]除了她提出的原因，我又從自己的臨床經驗添加了一些。瞭解患者為何拒絕繼續服藥，可以協助你產生策略，協助她維持藥物治療計畫。

我沒有過動症，為什麼要吃藥？

這個問題要回到不接受診斷這件事上。因此你可能需要重新閱讀我在第十章提出的建議，協助患者面對他的否認。你也可以重新閱讀、和無法真正接受過動症的患者討論他的狀況。

我不喜歡吃「毒品」

很不幸的，大眾媒體已將過動症藥物描述成與吸毒者濫用的「毒品」相同。這些藥物因此被汙名化和誤解了，而用於其他疾病（例如高膽固醇）的藥物就可能不會出現這種情況。是的，就像我在第十二章中所說的那樣，過動症藥物可能被濫用，但是如果遵照醫囑服藥就不會成癮，也不會在未來增加藥物成癮或任何其他物質成癮的機率。請跟患者好好解釋。

我們也要明白，社會上有許多人想要更健康、自然、有機的飲食，甚至成為素食者。服藥往往被視為不合乎這些健康理念。你可以告訴患者，所有的食物都是化學分子，都會影響身體。有些自然產生的化學物質會致人於死，尤其是大量食用的話。因此在仔細檢查後會發現，自然化學物質其實並不比人造化學物質對身體更有益。如果患者喝咖啡或喝酒的話，二者都是自然物質，但是用多了都會傷身。大家經常飲用咖啡和酒，不但是為了改變身體功能，也是為了改變心智功能；如果患者有糖尿病或癲癇，可能不會反對使用藥物治療令人衰弱、甚至可能致命的疾病。過動症也是一樣。如果沒有持續治療，過動症也讓患者受害，可能致命（意外、受傷、健康不佳、心臟疾病等等）。

對於服藥，試著表現理解和同理心。告訴她，你明白沒有人喜歡長期服藥，尤其是為了管理行為，而不是為了身體機能。就像我也不喜歡一直服藥控制我的高血脂，有的人不喜歡服藥控制高血壓，過動症患者也可能不喜歡終身服藥的想法。其實，這些例子都可以拿來教育你所愛的人，很多人為了慢性病或精神性疾患每天在服藥，包括關節炎、甲狀腺機能低下、疼痛、頭痛等等。也有人每天服用營養品，例如維他命、魚油、銀杏萃取物、蒜精等等。因此，他並不孤單。

如果你所愛的人因為別的原因拒絕服藥，例如害怕未來成癮或是心臟病，你可以告訴他你學到的知識。你可以請他閱讀關於成年過動症的書籍中有關於這些藥物的章節，例如本章或我出版的《管理成年症》（*Taking Charge of Adult ADHD*）中的章節。你也可以將本書末尾列出的著名過動症網站（請見參考資料）資訊傳給你所愛的人。

註37：Last, C. G. (2009). *When someone you love is bipolar: Help and support for you and your partner*. New York, NY: Guilford Press.

我現在狀況很好，不再需要服藥。

精神科藥物往往有這個矛盾之處，包括躁鬱症藥物。當藥物有效時，會降低患者的症狀，改善日常生活，使得患者覺得自己很正常。過一陣子之後，患者甚至會認為生活的改善不是藥效所致，而是由於他們為控制病情而進行的其他努力或僅僅是「加倍努力」。他們可能認為，既然自己好了，可能當初就沒有多麼嚴重。因為藥物降低了服藥的需求（嚴重症狀），症狀不再存在，就沒有動機服藥了。患者可能認為自己無需服藥，也能功能良好，於是停藥。這絕對是誤解。

幸好，過動症藥物，尤其是興奮劑類，開始服藥之後，不需要多久，就可以看見初始的藥效（幾分鐘內），或是對於日常功能的影響（幾天）。大部分藥物都可以突然停用，不會造成傷害。正常而言，大部分藥物在二十四小時內會被排出體外，所以你所愛的人幾乎每天都有一次藥物排出期。

這些都意味著，如果患者懷疑藥物的好處或她需要或不需要服藥，她可以停藥一天，或整個週末，看看結果如何。但是請事先和醫生商量過，確定安全。停藥後，一到三天內，差異就會非常明顯了，足夠說服她再度服藥。否則的話，和醫生討論這次的實驗結果；可能需要改變劑量。請挑選不會造成太大損失的時期進行停藥的實驗。請記得，停藥會讓過動症症狀都重新出現，例如意外受傷、駕駛問題、比較無法照顧孩子、工作表現不佳與其他問題。

我不覺得藥物對我有幫助。

這個問題和前面的問題有一點不一樣。患者持續服藥，但認為效果不彰，覺得藥物並沒有幫助、病情沒有明顯的進步。如果你也同意他的病情沒有獲得明顯改善，請鼓勵他和醫生討論改變劑量或藥物類型。他可能是對的，目前的處方不適合他。但是這並不表示應該完全停藥。

或許目前獲得的改善已經是任何藥物可以帶來的最佳結果了，換藥也無濟於事。如果他曾經嘗試過其他藥物，還是沒有足夠效果，或許他應該與心理醫生談一談第十一章中討論過的認知行為療法，開始在藥物治療之外加上心理治療。少數患者適合混用不同藥物。每種藥物在腦中有不同的作用，合起來可能提供更好的症狀控制。

前面提過，過動成人的覺察力比較弱。可能你和別人都看到她服藥的正向改變了，患者本人卻無知無覺。為瞭解決這個問題，告訴她你們看到的進步。另外，請她和醫生討論這個問題，或許需要提高劑量。

有時，問題可能無法用藥物治療。過動症藥物無法幫助憂鬱、焦慮或其他情緒問題，而是需要其他治療。有些功能問題或許和過動症無關，例如工作、婚姻關係或學校的問題。如果服藥後，這些問題都沒有改善，就可能是因為病因不是過動症，而是其他，例如上司真的很難搞、伴侶過於嫉妒或是患者有學習障礙。問題可能源自過動症以外的原因。和他討論這些可能。請他和醫生討論，讓他更清楚過動症藥物能夠或不能夠做到的事。

不服藥的時候，我比較有創意（有趣、自動、有活力等等）

這是真的。我曾經聽有過動症的詩人、藝術家、音樂家或演員說過，服藥期間，他們不若平時那麼有創意。這方面幾乎沒有什麼科學研究。對於某些人而言，間接原因可能是抑制較低和創造力較高有關。較無抑制可以令人們用較不常見的方式思考，或是做出不尋常的聯想。抑制會讓我們壓抑不尋常的想法，因為它們可能讓我們分心，又不重要，卻能使我們無法完成需要做的工作。但是有時候，看似不重要的想法卻能讓我們以很有用或很聰明的方式看待事情。過動症藥物會提升抑制，因此可能降低連結不重要事物的能力，從而降低了創造力。雖然尚無科學研究證實，但是這個理論非常有可能性。

如果服藥使得創造力降低，患者可以考慮在最需要創造力的日子或時段暫時停藥。我診所一位有過動症的詩人就是如此。其他時間，生活更規則、尋常時，甚至瑣碎無聊時，就恢復服藥。很幸運的，大部分過動症藥物（如興奮劑）在二十四小時內就會排出體外。患者可以隨時停藥、服藥，不會有害。但還是請患者先跟醫生討論。

至於其他的擔憂（比較無趣、不夠有活力等等），可能也是真的。沒有服藥的過動成人確實比較多話、更有情緒（包括更為幽默）、表達較多、更活潑、追求感官滿足。在短期內，這些元素都會讓一個人顯得有趣、更有冒險精神。你可以同意她，並指出來，這一切都是有代價的。長期下來，這些個性可能在別人眼中逐漸令人討厭，因此害她失業，失去朋友或親密夥伴、工作或社交機會。還有，尋求感官刺激和冒險可能導致意外、產業損失、受傷、更高的保險費用，甚至失去保險；長期如此，還可能失去親密伴侶。她可以在度假時享受幾天的冒險，但如果時間太長的話，別人不會一直陪著她的。一直處於冒險狀態實在太令人疲倦了，除了長期壓力之外，還很花錢。當她考慮停藥時，必須理解藥物的整體代價及益處。

我不喜歡藥物的副作用，非常煩人。

這是真的。正如你在第十二章中讀到的，各種藥物的副作用雖然不致危及性命，但可能很煩人。有時候，副作用和有限的藥效讓人覺得不值得服藥，例如興奮劑可能引起失眠、食慾不振、頭痛或胃痛，極少數情況下會引起易怒、哀傷、緊張、抽搐、瞪視或情緒低落。如果副作用非常明顯，讓患者質疑是否值得服藥，讓他和醫生討論。可能需要改變劑量（通常是減少）、輸送系統的類型（長效型對某些人來說可能比速釋型更好），或藥物種類（改成非興奮劑類，例如阿托莫西汀）。

藥物太貴了。

如果患者必須自付部分或全部藥物費用的話，可能會太貴了。有專利的新型施用系統也會比一般藥物更貴。或者他的經濟能力不足，即使是便宜的藥，也負擔不起。如果藥效有限，或患者認為不值得的話，就更不願意負擔藥費了。你可以鼓勵他和醫生討論其他辦法，使用比較便宜的一般藥物。此外，醫生或許會知道一些藥廠的優惠計畫，或是州政府的低收入戶醫藥補助計畫。或許你可以分擔一些醫藥費用，或者知道其他願意提供援手的家庭成員。

第十四章

未經證實的成年過動症治療方法

這一章很短，我將提到各種過動成人的另類治療方法，但是效果證據不足。你不應該鼓勵患者進行這些治療，除非他們已經嘗試過所有治療方法而無效。即便如此，患者也不應該舉債進行這些未經證實的治療。

正念靜心

有幾種成年過動症治療方法越來越普遍了，雖然並沒有任何科學研究顯示有效，正念靜心是其中之一，而且很受歡迎。主流媒體經常將正念靜心當做自我療護的方法，以對抗壓力、憂鬱和其他情緒困難。也有人建議用正念靜心來處理慢性心理問題，甚至致命的疾患，例如癌症。雖然臨床顯示可能有效治療過動症，但是尚無足夠的研究。治療結果非常具爭議性，直到有足夠研究之前，我們並不建議把正念靜心當作第一線的治療法。藥物治療和認知行為治療仍是最佳選擇。紐約大學醫學院的瑪麗・索蘭多（Mary Solanto）與學生阿伊曼・豪斯漢姆（Ayman Househam）最近整理了截至目前的正念靜心治療的數據，尚未證明其治療效果，但是他們相信值得更近一步的研究。[38]網路上可以找到更多說明[39]，以及莉迪雅・載羅史瓦（Lidia Zylowska）寫的《成年過動症之正念靜心治療》（*The Mindfulness Prescription for Adult ADHD*）。（見參考資料）。

神經回饋（腦波生物回饋）

另一個實驗性的做法是神經回饋或腦波生物回饋。三十多年前，科學家開始嘗試腦波生物回饋，自此之後，有些人宣稱有巨大的效果。你可能看過廣告，宣稱生物回饋可以取代藥物，永久改變過動症的腦部生理，改變智商、社交技巧，甚至學習障礙。並且，八〇%的兒童到了成年時，仍能維持效果。這些結果聽起來很棒。

生物回饋一詞代表患者以某種形式（通常是視覺），針對他的生物功能得到回饋，例如經由貼在頭皮上的電極，檢測過動症患者的腦部活動。這些電極貼片可以檢測腦部電流，再將訊息送到電腦裡計算並顯示。電腦讓患者看到正在進行多少腦部活動，如果某種活動太低，電腦也可以獎賞患者，練習提高電流活動（如果活動異常少的話）。經過許多次治療之後——通常是三到十個月的四十至八十次治療，或更久，開銷高達數千美元（每次治療超過一百美元）——患者用腦部練習和某種生物回饋的訊息，學到如何改善腦部活動。訊息會告訴他，是否成功提升了想要的大腦活動，延長注意、減少不想要的活動，例如白日夢或分心。成功時，他會得到獎賞。生物回饋治療是某種行為制約法，試圖增加正向活動並提供獎賞。理想結果是患者改善了不專注、過動和衝動的現象。

研究確實表明，成年過動症往往和腦部活動不足有關。因此，從某種意義上講，教導患者提升關於專注的腦部電流活動可能確實有益，可以控制注意力缺損的現象。大家可以學習改變腦部活動，這一點並無爭議。有疑問的是，一旦結束治療，訓練的結果是否可以持續？是否可以大幅改善注意力缺損的症狀？是否可以改善日常生活的表現？直到目前，只有少數幾個控制良好的研究，大部分是針對兒童患者，而且結果彼此矛盾。在比較嚴格的研究中，尚看不出任何明顯的效果。

註38：Househam, A. M., & Solanto, M. V. (2016). Mindfulness as an intervention for ADHD. *The ADHD Report*, 23(2), 1–9, 13. http://dx.doi.org/10.1521/adhd.2016.24.2.1。

註39：See http://www.psychologytoday.com/blog/here-there-and-everywhere/201206/adhd-mindfulness-interview-lidia-zylowska-md, http://www.additudemag.com/adhd/article/1475.html, and http://psychcentral.com/lib/mindfulness-skills-useful-in-addressing-adhd/0004286.

我相信目前的生物回饋對成年過動者有許多缺點。首先，相關研究很少，不確定是否對成人有效。因此，尚不清楚它是否適用於成熟的成人腦部活動，而非使兒童大腦功能成熟或發展。還有，主事者宣稱沒有副作用，但是任何有效治療都在少數人身上有些副作用，因為每個人的腦部結構不同，也因為醫生並不一定能夠提供一致、準確的治療。所有的有效治療，包括非藥物治療，都可能產生副作用。因此令人驚訝的是，持懷疑態度的人正是因為它敢聲稱沒有副作用。此外，治療非常昂貴，每小時超過一百美元，很少有保險願意給付。以全程三十到六十次治療而言，總共要自費付出三千到六千美元。以半年的生物回饋治療費用計算，足以讓過動成人接受十二年的過動症藥物治療、三年的每週團體治療、近三年的每月兩次個人心理治療與近兩年的每週兩次教練協助。

因此，我的建議是先嘗試最有效、最有科學根據的治療（藥物、認知行為治療、諮商等等）。如果還是沒有進步，並且有足夠經費，才能嘗試神經回饋。不要鼓勵他們舉債做回饋治療。

神經認知訓練

另一種心理訓練是用電腦遊戲來做心智練習，稱為神經認知訓練。患者用各種電玩遊戲進行心智練習，包括電腦軟體（Nintendo DS 的 BrainAge）、網站（Lumosity.com）、手持遊戲機（CogMed，包括每週與專業人士進行諮商）。這些遊戲的設計特別針對心智功能，例如抑制、抗拒分心、工作記憶、計畫、期待、問題解決、心智彈性以及其他認知能力。患者每天練習三十到四十五分鐘或更久，才有效果（如果有的話）。費用從每個月少於十美元，租用網站上的遊戲，到兩百九十五美元（或更少）的手持遊戲機（BrainAge 軟體通常免費，隨遊戲機贈送）。手持遊戲機加上專業諮詢（CogMed）要一千二到一千五百美元。有些遊戲很好玩，其他遊戲可能一開始好玩，但是之後會變得很無聊。

發展遊戲的人宣稱這些心智練習就像鍛鍊身體，可以提高認知能力（注意力、衝動控制、記憶等等）。但是研究顯示，雖然患者玩遊戲進步了，但是無法應用到日常生活中。例如患者可能記住了遊戲中的一連串數字，卻不表示他們能夠記住日常事務。

這方面的研究都是針對兒童。廠商的早期研究顯示，可以改善過動症症狀，而其他研究者後來做的研究則顯示，如果做報告的家長不知道遊戲可能有治療或安慰劑的效果，就看不到孩子在學校或在家裡的進步。是的，孩子們在某些和遊戲類似的操作上進步了；是的，他們在一些與遊戲非常相似的實驗室測試上表現得很好，但在實驗室外幾乎沒有看到任何幫助，在學校通常也見不到任何益處，而這種心智能力通常對學業成功至關重要。再說一次，我不建議神經認知訓練，除非已經嘗試過其他更有效果的治療。目前為止，證據不足以讓我建議用神經認知訓練治療過動症。請勿將神經認知訓練當作主要治療方法，而且只有在你所愛的人有可支配的收入來負擔這些遊戲的自付費用時，才去嘗試使用它們。再次地，與神經回饋療法一樣，買單的人自己要特別注意。

飲食

魚油

有些人認為很多營養品對過動症的治療有益，比方魚油或抗氧化劑（例如松樹皮萃取物）。大部分營養品在治療成年過動症上都未經科學研究，即使是用營養品治療兒童過動症時，科學研究也無法顯示有效。有些早期臨床顯示魚油有效（當你看到「臨床有效」字樣時，往往只是患者的個人見證，不是以科學方法和控制組得出的實驗數據）。近期研究使用更大的樣本、對照組、安慰劑與雙盲測試，並沒有看到多少改善（如果有的話）。只有二五％的受試者有少許改善，但是這些人本來就屬於症狀輕微的患者，只有注意力缺損，沒有衝動或過動的症狀。

一項最近的文獻檢視了所有的研究結果，結論是魚油對過動症無效。所以我不建議用魚油治療成年過動症，或在這些或任何其他補充食品上浪費有限的經濟資源，除非可以對其功效進行更多的研究。

限制飲食

很多家長會限制過動孩子的飲食，刪除糖類、食品添加物和防腐劑、人工香料與食用色素。三十年前，范格飲食法（Feingold diet）就是堅持從兒童的飲食中刪除以上物質；另一種稱為限制刪除飲食法（restrictive elimination diet, RED）。飲食限制宣稱可以治療六〇％到八〇％的過動者，但在做了完善的科學研究後，結果並不支持這些主張。實際上，某些結果似乎根本不可信。

目前沒有證據證明糖類會引起過動症狀，也沒有證據顯示刪除糖類可以改善過動症狀。食品添加物、防腐劑和人工調味劑也是如此。有些研究確實顯示，食用色素會稍稍增加兒童的過動症狀，刪除色素之後，症狀確實稍稍減低。但是刪除色素的影響遠比使用過動症藥物來得低。這些研究都是針對兒童，不是針對過動成人。越嚴格的研究（使用隨機分組、安慰劑對照組、雙盲測驗等等），飲食的影響越微弱。況且，這樣的飲食習慣很難維持，也很昂貴。我並不建議。

整脊頭部按摩

有些整脊師在治療過動症或學習障礙時，在包括顱骨周圍的各個位置，甚至會在患者頭部的某些點和口腔內部上方施加很大的壓力，稱為頭皮按摩或神經組織訓練，其理論基於一個相當荒謬的想法，相信在早期腦部發育時，神經細胞被卡在錯誤的地方，當整脊師在患者頭部特定的點施加壓力時，可以釋放下面被卡住的神經細胞，令它們移動到腦部和脊椎上的正確位置，改善功能，使問題消失。沒有任何證據支持他們的說法，或表明這種施作或按摩可以改善過動症症狀或是學習障礙。

結論

本章簡短討論了一些當前流行的、尤其是在大眾心理學網站或銷售相關產品網站上的過動症另類或替代療法。請記得，網路就像一個開放的市場，商品雜亂而未經檢驗，無人監督。任何說法都有，有些是真的，有些是錯誤的，大部分關於精神性疾患的說法都缺乏科學驗證。請參考政府心理衛生機構的網站或專業協會的網站，以及為過動症代言的慈善機構會比較可靠。請避免商業網站或有預設立場的網站。如果你想閱讀相關科學研究及醫學報告，請用只會搜尋科學期刊和醫學文獻的 Google Scholar。

第十五章 你可以扮演的協助角色

你會閱讀這本書，可能是因為你的過動親人缺乏動機、有行為問題或道德瑕疵，你認為他們可以改變，但他們刻意選擇了糟糕的生活。你現在知道，這不是真的了。之前的心態讓你對他印象不好。或許你相信，只要他願意，就可以改變；或許你無法對他感到同情，因為覺得他選擇了衝動的行為，活該受罪；或許你認為自然後果會讓他得到教訓，知道自己需要改變，行為需要正常起來；或許你甚至批評他故意行為不良、不負責任；或許你認為他就只是不願意長大。

這些想法都來自對過動症的誤解：認為患者願意的話，就可以改變、正常起來。但是他不願意改變，為什麼要幫助他呢？幫助他就是寵溺他，讓他不用為自己的行為承擔後果。任何正常人都看得出行為後果。幫助他只是幫他找藉口，讓他可以繼續不為自己負責任。從這個角度看，協助過動成人只是在鼓勵他的不良行為而已。

但這不是真的。你現在知道了。請重新設定你的觀點，從道德觀點改變成科學觀點，不再將患者的行為視為道德上的選擇，而是神經生物學（醫學）方面的疾患。觀點改變往往不但讓你能更深刻地瞭解患者的問題所在，也讓你對他有更多慈悲，更願意協助他管理這種典型的慢性疾病。

在本章中，我將討論你如何以更宏觀的方式協助患者。我也會討論即使患者不想接受協助，或是根本不相信自己有病，你還可以做什麼。

你可以扮演的、有幫助的角色

此處，我不會討論家人、親戚、配偶、伴侶或親近的朋友所扮演的、一般的社會角色。這些角色很重要，但是以你和患者的關係（家長、夥伴、手足或朋友等）而言，你已經處在這些角色中了。你還可以扮演哪些其他角色，最好地幫助你所愛的人呢？這將取決於您與對方的關係類型（父母、伴侶、手足或朋友等），以及這份關係當前的品質：當你繼續閱讀關於這些潛在的角色，這件事將變得顯而易見。

當一個接受者與好的傾聽者

這是一個開始的關係，最不需要你的努力，卻對患者非常重要。我不是說，達到這個初始的關係會很容易，但這確實是最被動的位置。在過動兒童的各種追蹤研究中（包括我的研究），大家都發現：覺得自己過得不錯的過動成人都有某個人真正接受他。遇到麻煩時，這個人從不拋棄他；需要訴說時，這個人傾聽他。這個人可能是家長、祖父母或其他親戚、理解的手足或朋友、老師，甚至運動教練、營隊輔導、童子軍領袖或好鄰居。是什麼人並不重要，重要的是關係的品質。這是他仰賴的人。面臨失敗、困難重重、親友不理他的時候，他總是能夠信任這個人；這個人會支持他。只要傾聽、不批判，就很有價值了。

「不批判」並不表示否認或幫他找藉口。他的行為和後果是存在的事實，無法否認。你可以是很好的傾聽者和接受者，但仍然公開指出事實。你可以告訴他你愛他；他做了一些自我毀滅的行為，你可以指出行為後果，但是不羞辱他，不拿出道德優越的態度教訓他。你可以有建設性地提出意見，但不做道德批判。你只要指出事實。你可以說：「你做了這些事情，有這些後果，現在你可能需要處理這些問題。」無需斥責、貶低人格、羞辱或傷害他的自我價值。

你的個性與品質是否適合扮演這個角色呢？你正在閱讀此書，表示你可能適合，或者至少你願意一試。如果你願意，你可能不會後悔，因為你將贏得一位終身的朋友，真正相知相愛。當你自己的生活遇到麻煩時，或許她也可以扮演支持你的角色。如果你覺得自己不適合、不願意或無法扮演這個角色，不要擔心，更不要自責。或許她已經有人支持了。在這個階段，有一位傾聽者就夠了。不過這並不意味著你不能在她轉向你時扮演這樣的角色。

支持他的好隊友

過動成人不只需要專業人士的診斷、治療，或以其他方式支持他度過改善自己與生活需面對的難關，也需要身邊親友真心地接受他、傾聽他。他們需要有人理解，過動症是神經發展的障礙，對他的掙扎抱著同情心——包括在他的試圖改變並不總是成功的時候。

在這裡，我要強調的是更積極的支持角色，在改變的過程中一直鼓勵他、支持他、積極協助他，像是助產士一樣，協助他迎來新生。

你需要主動聯絡患者，保持接觸，鼓勵她變得更好。你甚至可以協助她做第十一章及十三章中列舉的有效治療，以及第十六章中的日常活動。簡言之，你不只是理解過動症，也協助他改變。

或許你可以成為非正式的教練或導師：患者跟你一起，定期檢視他的目標、想要的改變、必須參與的專業治療等等。第七章提過一些成功的案例，有些母親就是擔任了教練的角色，協助孩子成功。她們不但擔任孩子小時候的教練，也擔任孩子成年後的教練。不過，如果你無法擔任教練的角色，不要自責。這些角色只是一些建議，你不一定非做不可。

成為代言人

有時候，患者可能需要對別人解釋她的狀況。她可能需要你協助抵擋別人粗心或無知的話語。你也可以鼓勵別人接受她，甚至包容她。你可以成為過動成人的積極代言人。不是每個人都能扮演這個角色，所以如果你無法擔任，也沒關係。如果你外向、合群、有自信，就很適合代言人的角色。

有時，其他親戚、朋友或社交圈的友人會說出一些不夠敏感或充滿批判的話，你可以協助改變他們的想法。他們可能只是不瞭解過動症的本質，甚至對過動症有跟你在閱讀本書之前一樣的看法。如果是這樣，你可以簡短地分享你對過動症的知識：過動症是神經生物學上的疾病，不是刻意的選擇，也不是個人的失敗。讓他們瞭解患者為何有時表現衝動、不成熟或不合時宜。你可以參考前面各章（以及參考資料），推薦他們適合的網站和書籍，閱讀與成年過動症相關的資訊。

你的任務不是攻擊對方。你是教師、同盟或外交官，想將過動症的本質說明清楚。代言人是發聲者，保護患者，協助別人取得更正確、更好的觀點。同樣地，不要找藉口、否認或遮掩患者的不良行為及不利後果：它們都是無法抹滅的事實。但是你可以協助別人瞭解，過動症在患者的不當行為或錯誤中扮演了什麼角色。你可以告訴對方，你正在協助患者糾正錯誤。你可以協助對方更瞭解患者。如此一來，他們將不會再用道德觀點與批判來對待患者了。

代言人的角色不但針對親友與相識，也可以針對政府機構、學校或其他機構，協助患者得到某些合理待遇。即使只是陪著她與各個機構交涉，就已經幫助很大了。

成為資助者

大部分的親友無法扮演這個角色。並非他們不願意，而是他們可能沒有這樣的財力。你必須要有足夠的經濟資源，才能從金錢上協助患者獲得各種他需要的幫助。資助不是亂花錢，或是他要什麼都可以。你不應該直接給患者現金，更不能資助他們自我破壞的行為，例如抽菸、喝酒、吸毒，也不要資助純粹的娛樂，例如新的遊戲機或電視螢幕。

資助者可能需要支付專業評估與治療、學費與書籍、必要的大學生活費用（像是餐費）；如果你有自己的公司，可以雇用所愛之人做暑期打工。如果他正在公司實習、大學剛畢業、或在接受技術訓練，沒有薪水，你可以支付他的生活費用；當他剛開始進入社會工作時，收入比較少，你可以幫他付一部分或全額的房租。等他獲得加薪，你可以依此減少資助。

身為資助人，你需要協助患者取得預防性醫療及牙科檢查，負責保險無法給付的部分。這是我選擇幫助我哥哥和姪子的方式。他們兩個都有過動症。你也可以資助他的交通費用，幫他買一輛中古車，讓他可以上學或上班（而不只是享受社交活動）。或是買公共交通工具的月票之類。如果他想開始自己做生意，你有餘錢，又覺得是個好主意，可以投資他的生意；如果你買的是動產，例如車子或重型機器，一定要登記在自己名下，一旦生意失敗，你可能需要出面賣掉這些東西。

你資助的東西，一定是在支持患者有建設性、可能改善生活的活動。支持的條件就是患者在這些活動中持續有合理的進展，而不是無條件的經濟支持。如果他不負責任，如果他沒有真正努力，例如在大學中一天到晚玩耍，成績都不及格，就要停止資助；如果他經常蹺班蹺課、開著車出去玩，就要收回車子。身為資助者，不只是出錢而已，而是有問題的時候，你的經濟資助可以打開自我改善的機會之門。這是其他角色所無法做到的。

身為資助者，你的參與和表現不會保持恆定或連續，而是根據你們目前的關係以及你所愛之人對你所扮演的任何或是全部角色的開放程度等狀況來維持鬆散的連結。這沒關係。只要患者願意讓你參與他的努力，你就做你能夠做的部分。如果你無法直接提供經濟援助，也沒關係。有時候，我們需要一段時間才能真正瞭解過動症的本質與相關的問題，才能重新建構她的心態，相信這是神經發展疾患，而不是可選擇的生活方式，不是只要她願意就可以加以改變的缺陷。

如果他不要你的協助，你能做些什麼

有一名否認自己有過動症、沒興趣接受診斷和治療，或是治療時斷時續，結果無法好好管理過動症的家庭成員或所在乎的人，你會很受不了。在這方面，我有個人經驗。你會覺得非常挫折、失望、神經衰弱以及喪氣。你可能對患者失去耐性，甚至放棄他。針對否認或拒絕協助的患者，完全沒有關於如何協助他的研究。我可以基於個人經驗提供一些簡單的建議。我過世的弟弟有過動症，親戚中也有未經診斷的過動症患者，而我和同事擁有一間過動症診所超過二十年時間。

如果過動成人拒絕協助，身為家人、伴侶或親近的朋友，我們還能做些什麼呢？當然，我們可以持續地強烈鼓勵他承認自己碰上了問題、可以找機會請他接受診斷和治療；一有機會，我們就努力讓他在準備好改變的光譜上，從無意圖期進展到意圖期，或影響他們往下一個階段（請參考第九章）；我們可以給他資訊，讓他知道未經治療的過動症有何危險。當然，這一切都知易行難。為什麼讓他接受過動症並參與治療會這麼困難呢？原因很多，而且極為複雜，無法在此一一盡述。總之，你可以做幾件事情。這是我的建議——

首先，**不要再以道德觀點看待患者的行為**。這就是本章一開始談的「重新建構你的心態」。無論患者是否承認自己有過動症，這都是和患者建立更瞭解、更有幫助、更支持的關係的第一步。她的問題和自我破壞的行為不只是想要逃避責任的選擇；她不是刻意行為不當。過動症是神經和遺傳疾患，就像任何其他精神性或發展疾患，你對她的看法可以更溫暖、更同情，即使她否認自己有問題、不想接受你的協助，她還是需要你。

第二，**認識到我們所有人都面臨的實際限制，但家庭成員**在試圖說服有心理或發展障礙的成年人尋求幫助時**卻很少意識到**。我們往往無法說服或影響她。你可以提供資訊，甚至有點強迫她接受你的建議，但是最終，還是患者自己決定要不要聽你的話。如果她想繼續保持自我破壞的生活形式，你一點辦法也沒有。

手足之間的影響力更為有限，因為我們在家庭中或家庭外扮演的角色非常不同。我弟弟和我就是這樣。我在家庭外，是一個國際知名的過動症專家，但在家庭內，尤其是對我弟弟而言，我只是哥哥而已。手足之間往往充滿情感、競爭、懊悔與怨恨，我和我弟也是如此。你可以根據自己的專長，盡情對自己的手足、長大的孩子、伴侶和父母去解釋、爭論、威脅、強迫他們接受你的意見，結果我所遭遇最真實的風險就是遭到忽視，情感因此疏遠多年。

我弟弟死前的十年，我放棄了專家的角色，不再給他專家的意見和道德批判。畢竟，他都已經五十歲了。我明白了，雖然我是好意，他卻認為我是在嘮叨他、侵犯了他的私人生活。在他看來，我應該不再多管閒事，管好我自己就好了。所以我放棄了。我很難過的是，管好我自己的作法也同時加深了我們之間的嫌隙。

因此我選擇重新定義我和弟弟的關係。當事情變得嚴重時（他落得無家可歸、身體健康和牙齒都出了問題、訴訟官司等等），我選擇扮演支持的角色。我一再對患者家人提出同樣的建議，當你遇到了限制、無法改變患者的時候，你還能夠做什麼？拋棄他嗎？讓他在無情的世界裡獨自生存，希望他有一天會清醒過來、聞到咖啡的香氣，願意努力過正常生活嗎？不太可能發生。我的答案是：「不！」**盡量當一位傾聽者、資助者或安全網**。

這不是鼓勵不良行為。你當然不會給錢讓他買毒品。你不是在鼓勵他繼續過同樣糟糕的生活。這不能是這種生活方式的繼續增強。當安全網是另一回事：面對並接受有精神性疾患家人的現實。認真地問自己：為嚴重疾患（如智能障礙、自閉症、思覺失調症、躁鬱症等等）的家人提供安全和照顧，是在鼓勵不良行為嗎？當然不是！這些疾患、生活型態與行為是遺傳和神經異常的結果，家庭必須為患有嚴重過動症的成年成員這樣做也是一樣的道理；我們有責任幫助他們。

第三，**研究顯示，過動成人就像過動兒童一樣，不太會評估自己的行為和表現**。他們認為自己的表現比實際上來得好。他們並不是覺得自己的功能比別人好。他們覺得自己比平均稍好。一般人的自我認知也是如此，比平均好一些。差別在於，過動成人的表現其實比平均更差，他們的自我認知和實際情形的落差比一般人更大。

所以，過動成人比較不會參與治療。從他們的角度看來，根本沒有問題。如果強迫他接受治療，我們可以想像，既然他自認沒有問題、不需要改變，就不會好好配合。我弟弟就是這樣。他不認為自己的駕駛習慣和別人有何不同，卻一直收到沒有繫安全帶以及超速的罰單。治療的第一步就是承認有問題並需要治療，而過動成人在這一點上往往不能接受。如果他不認為自己有問題，就不會有動機尋求協助了。

第四，你需要瞭解，**過動症不是患者不知道要做什麼，而是無法做他知道要做的事**。正如我在前面章節中討論過的，執行功能讓我們能夠使用已有的知識指導當下的行為，並計畫未來。過動症者是執行功能不彰，而非知識或技巧不足，他們只是無法將知識運用在重要時刻，進行更好的社交和個人的有效行為，以及維護自身安全。即使你告訴過動者他需要做什麼、給他資訊，他也不見得能夠將資訊用來自我改善。患者或許無法自願接受專業人士的照顧，但是想要協助他的家人，還是要改變態度，不要放棄希望，不要停止提供協助。

需要記得的重點

直到患者自己願意接受協助之前，你可以嘗試以下做法：

- 不要道德批判他的行為。接受他的過動症是神經遺傳性疾患（額葉症候群）。要像照顧有嚴重精神或身體疾病的人那樣照顧他。
- 當他的安全網。在經濟上或其他方面，在你可能範圍內，當他的安全網。
- 這不是鼓勵不良行為，而是讓他不至於流落街頭或更糟。
- 維持她的健康，取得醫療和牙科照顧。
- 提供食物、衣服、住處。
- 支持他進行有建設性的活動。一旦他表示想尋求過動症的協助，就鼓勵他、幫他尋求治療、取得藥物、繼續學業、工作訓練、找工作或戒毒等等。
- 保持參與她的人生。互不來往對她沒有幫助。

第十六章

和成年過動者一起生活的建議

在這裡，我將介紹你和你所愛的人可以做的一些更具體事物，以解決共同生活中可能遇到的、與過動症有關的常見問題。在接下來的三章，我將針對與過動成人一起生活時，在一些特定領域可能會遇到的問題，向你推薦一些可以建議給你所愛之人的解決辦法。不妨將這些想法視為可能幫得上忙的自助餐，從中選擇最適合（並且可以接受）他困難的那些建議。

家庭責任與固定的家務

你可能注意到了，患者很難管理家居生活，或是處理日常生活起居，例如購買日用品、準備三餐、洗衣服、付帳單、維護草坪和花園、養育孩子的要求（洗澡、孩子的瑣事、作業、督導和管控孩子等等）。如果要開始協助患者改善日常責任的表現，首先，你需要和他一起坐下來討論。

第一步，提出處理得相當好的部分。你要從正向的事務開始討論，然後才提起需要改善的部分。請患者考慮交換責任，或重新指定責任，將他有過動症症狀的項目和你目前在做的項目交換（如果你和他同住在一處的話）。如果任務需要對時間敏感（付帳單、督促孩子的功課、有期限的學校作業、讓孩子準時上床等等），由你或其他同居的人負責比較好。讓患者負責比較沒有時間因素、期限或組織的任務（例如洗衣、除草、買菜、幫年紀小的孩子洗澡等等）。

在某些項目上，患者可能為自己或其他人（譬如他的孩子）帶來安全的隱憂。例如，是誰開車接送孩子上下學（或看醫生、去朋友家等等）？如果患者沒有在服藥，就可能造成行車危險。或許你或其他家人可以負責開車，然後把你負責的、沒有安全問題的項目交給患者負責。也就是說，讓患者負責對過動症較為友善的家務事，而你或其他家人負責對過動症不那麼友善的家務事。或者，有些任務並不會受到過動症影響，但是患者覺得壓力過大（例如每天晚上讓孩子洗了澡上床），會讓他過於挫折或容易生氣，也可以換成他不覺得那麼有壓力的家務事。

如果你或其他同居人無法經常性地每天和患者交換任務，就考慮一起負責。例如哪幾天他負責，哪幾天你負責之類的。例如每晚讓孩子洗澡上床這件事情，就可以彼此分擔，輪流負責。我稱之為「共享親職」。如果患者可以偶爾脫離規律、解除壓力，當他必須負責的時候，他的表現會更好。

對於婚姻及同居關係的建議

或許你正和過動成人同居，或已經結婚了，或許你只是要協助一位有親密關係問題的過動成人，都可以考慮以下的建議——

取得更多資訊，瞭解成年過動症及過動症對親密關係的影響。請參考書後參考資料的書籍，例如吉娜．皮拉（Gina Pera）的《是因為你、我還是成年過動症？當你愛的人有注意力缺失症，如何阻止風暴。》（*Is It You, Me, or Adult ADD? Stopping the Roller Coaster When Someone You Love Has Attention Deficit Disorder.*）。皮拉不是心理衛生專家，而是記者，長期對伴侶中的成年過動症感興趣；她另外還寫了兩本書討論如何協助過動症伴侶關係，其中一本是和亞瑟．羅賓（Arthur Robin）合著（請參考書後參考資料）。她最先關注這個議題，並創立相關網站，時常在網站上主持團體討論。她也不斷發表部落格文章，以及其他相關活動。治療師梅麗莎．歐爾洛夫（Melissa Orlov）在麻州瑟德拜瑞（Sudbury）的哈洛威爾中心（Hallowell Center）協助婚姻伴侶諮商，也寫了一本類似的書，《不是你不再有吸引力，是他缺乏注意力》（*The ADHD*

Effect on Marriage: Understand and Rebuild Your Relationship in Six Steps，遠流出版）。這些書提供充滿細節的建議，讓伴侶培養同理心，處理可能造成關係障礙的情緒，專注於關係中正向的特質。這些書也建議了如何正式訂定時間做情感上的連結，或增加親密感，學習更有效的溝通與問題解決。這些書也像本書一樣，鼓勵過動伴侶尋求專業治療。書中有很多建議，教大家如何面對壓力、衝突及關係中的不平衡。

重新調整你的觀點，瞭解過動症是神經（遺傳）疾患，在此對你會有幫助。正如我之前說過的，改變觀點讓你不至於將伴侶的問題歸咎於她不在乎、懶惰、個人或道德上的瑕疵，而是去想她的部分困難來自腦部功能缺損，使她的行為容易造成困擾。

請你的過動伴侶參加過動症支持團體。如果你的社區或是附近的心衛中心有，建議你的過動症伴侶參加。他的努力，在每個月一次的團體中可以得到支持。他也可以獲得最新的資訊，學到什麼對過動成人有效，並得到其他患友的支持。附近找不到團體嗎？鼓勵患者的醫生創立一個過動症支持團體。或者，你們可以參加網路上的支持團體，偶爾到過動成人關係的網站上閱讀文章，討論他們的建議。

參加過動症伴侶團體。如果你的伴侶或配偶有過動症，請參加支持團體。如果附近沒有這種團體，考慮自己創立一個。

協助伴侶取得長效型過動症藥物治療。正如我在上一章中向你介紹的，過動症藥物通常是最有效的治療辦法。取得長效型的藥物處方，藥效可以長達一整天，對解決過動症引起的關係問題大有幫助。

考慮尋求專業的婚姻或伴侶諮商。如果婚姻或伴侶關係遇到嚴重麻煩，即將破裂，請考慮伴侶諮商。請選擇懂得成年過動症的諮商師，他必須瞭解過動症對婚姻的影響、明白患者需要什麼治療，包括藥物治療。第一次晤談時，如果諮商師不知道成人也可能有過動症、反對用藥或不贊同科學方法，就不要再回診了。找一位更清楚過動症的諮商師，和做出過動症診斷的醫生合作。

協助他辨認任何沒有建設性、自我破壞，或是不良的關係。如果你不是與過動成人有婚姻關係或與過動成人同住，而是他們的家長、手足或朋友，請協助他們辨認不良的關係。過動成人最不需要的就是和更衝動、自我毀滅、只在意當下、雜亂無章、情緒激動、健忘、不專注的人在一起了。長期下來，光是和否認過動症、為每一個錯誤或失敗而責怪過動成人的人在一起，就很糟糕了。如果你覺得患者處於這種關係中，可能的話，勸她考慮離開；如果她有這種「朋友」，和她談一談，請她疏遠（最終不再來往）他們，找一些更好、更有幫助、有建設性、有組織、有社交能力的朋友。如果過動成人和更有組織、能做長期計畫、情緒穩定、更能延遲滿足的人結婚、同居或交往，生活會過得更好。當然，對方也需要對障礙者有同情心、有建設性、對生活保持樂觀、願意努力協助過動成人。

短時間分開休息、放假。在短時間內，雙方都去做自己喜歡的事情，從情緒疲憊中恢復元氣。史蒂芬・柯維（Steven Covey）的書《與成功有約：高效能人士的七個習慣》（*The 7 Habits of Highly Effective People*，天下文化出版）中稱之為「找到新活力」[40]。你可能花太多時間與過動成人相處了，造成關係裡的壓力，或是讓伴侶的過動症症狀把你弄得疲累不堪。偶爾給你自己及過動伴侶一點時間放假，一個晚上、一天、甚至離開兩天，或是讓他離開，做一些你和他喜歡做的事情，或許是運動、或許是興趣（打高爾夫球、釣魚、划船、打球、縫拼布被子等等）；去拜訪朋友或親戚。關係假期也可能是去按摩、美顏、創作，或任何喜歡的娛樂（攝影、觀光、爬山、露營等等），重新獲得元氣。

這些關係假期的時間要短，並每天和伴侶保持聯繫，以維繫連結與關心。這些時間不止是為了休息、玩耍（雖然它們也很重要），也是為了擁有生活與關係中更寬廣的視野——在日常家庭生活中難以獲得的視野。離開日常家庭生活可以協助你「擴大視野」，把關係放到更廣闊的生命脈絡中，使你和伴侶雙方都重新開始欣賞對方。

這不是深刻探索心靈的週末之旅，也不是內省和治療的靜心之旅——正好相反。這段時間是用來放鬆、享受、重新獲得能量的。一年數次，這些小小度假（重新獲得能量）可以拯救關係。正如一首鄉村歌曲說的：「你若是不離開，要我如何想念你？」[41]不在場確實可以讓我們的心再次變得柔軟，就像舊的溴化物。你們可能花太多時間在一起了，需要偶爾分開一下。放個假，也讓伴侶放個假。因為你們在乎彼此，在乎你們的關係、你們的心理健康，短期分開是為了回來時，關係重新獲得能量。如果不這麼做，只會在關係中犧牲了你自己。

你們雙方都不應該將短期分離視為對彼此失去興趣了，這不是拋棄對方。短期放假很健康，著眼點是在於維持長期關係。任何關係都需要偶爾短期分開，以重新充電，活化關係。覺得短期放假代表失去興趣或拋棄的人，誤以為在關係中「你所有的餘暇時間都屬於我」，這種思維會耗盡關係中的元氣，以致最後燃燒殆盡。

當你的親密伴侶有過動症：解決問題的步驟

與過動症伴侶有磨擦嗎？試試以下解決問題的步驟：

- 選一個雙方情緒都不錯的時刻，或許是一起在家吃過飯之後。

註40：Covey, S. R. (2004). *The 7 habits of highly effective people: Powerful lessons in personal change.* New York, NY: Free Press.

註41：Hicks, D. (2001). How can I miss you when you won't go away? [Recorded by Dan Hicks and His Hot Licks]. *On The Most of Dan Hicks and His Hot Licks [record].* New York, NY: Epic Records.

- 你心裡要很確定問題是什麼：你擔心什麼？
- 一開始提到對方可能說過的話，例如：「記得你說你對＿＿＿＿有問題嗎？嗯，我也想過了，或許我們可以想個辦法，改善情況。」
- 建議寫下問題（準備好紙張）。
- 建議雙方想出各種可以解決問題的方法，越多越好。討論時，不要批評或說負面的話。
- 照著雙方的清單，逐項短暫討論，是否合乎實際、雙方感覺如何。
- 討論完了之後，會有一、兩項合乎實際的選擇冒出來。
- 圈起來，雙方實驗性地嘗試一週。
- 雙方簽名，表示這是一張合約。貼在冰箱門上，或其他方便的地方。兩個人都要根據合約行事，以改善現況。
- 一週後，選個安靜的時間，一起坐下來討論進行的效果。可以根據過去一週的實驗結果重新調整，然後嘗試新的合約一週。

金錢管理

婚姻或同居關係中，最容易發生衝突的就是金錢了。如果你和過動成人之間有某種牽涉到金錢的關係的話，這個問題就會更嚴重，例如伴侶之間和親子之間。過動成人比一般人有更多的財務問題。如果你所愛的過動成人有此狀況，你可能需要協助她理財，尤其是如果你們同住，並分擔經濟責任的話。你可以鼓勵她做以下事情，並在她讓你參與的前提下協助她完成。

預算！如果他還沒有做預算的習慣，鼓勵他每個月做預算，看到每個月的花費，以及年度開銷的十二分之一（每年只付一次的開銷，例如繳稅、汽車保險、房屋保險）。他需要有每個月的金融計畫，列出所有帳單，看到每個月要繳多少費用、繳給誰，總共要預留多少經費。預算需要比他的每月收入少。他必須先付預算上面的項目，剩下的才能用在娛樂或不必要的開銷上，例如每天上班前喝一杯昂貴的品牌咖啡或茶。把預算放在家裡常用的桌上，讓他可以常常看到。

如果每個月隨意花錢，保證會出事，例如水電被切斷，或是車子被收回。電腦軟體或手機也可以協助他做預算。但是我認為，用傳統的紙筆方式做預算還更簡單，又不花錢。他不需要買電腦或智慧型手機、充電、打開應用程式、寫下金融資訊等等。每一個步驟都是他需要克服的障礙，就讓他更有藉口不去做了。

控制信用卡！鼓勵患者停掉所有的信用卡，只留一張，上面貼一張便條紙，寫著：「只限緊急時使用！」建議他把全部積欠的卡債轉移到這張信用卡裡，盡快開始償還。美國的法律規定，信用卡公司發的每月帳單通知會包括各種資訊，例如如果每個月只付最低額度，需要多久才能付清卡債、消費者總共會需要支付多少錢；帳單也包括消費者希望花三年或十年還債的話，每個月需繳多少錢，以及總消費是多少，只付最低金額可以省多少錢。[42]如果一個人已經在注意自己的信用卡，這些資訊會很有用，但是如果他一直都不注意的話，就沒有什麼用處。不過，如果你能夠指出帳單上白紙黑字的資訊，解釋說，只付最低金額的後果是什麼，或許會有所幫助。許多成人，即使是沒有過動症的成人，會成為消費信用卡公司的獵物。二〇〇九年，美國政府通過新的法令，要求在二〇一〇年二月之後簽發的信用卡，要有透明公開的信用卡利率、費用和其他支出說明。法令有許多安全規則保護擁有信用卡的消費者，對於不擅長管理信用卡和開銷的過動成人而言很有幫助。從白宮的新聞辦公室發布[43]的主要條例總結為：

（一）讓消費者有足夠時間付帳單。信用卡公司寄出帳單之後，至少要給消費者二十一天的時間付帳單。信用卡公司不能把期限設在週末或一天的中午，也不可以每個月更改期限，不能設陷阱「陷害」消費者。（二）簽約後不可以隨意修改利率。信用卡公司必須至少給顧客四十五天的通知，才能升息。簽約的一年內不可以有任何變動。一開始的低利率至少要維持半年以上。（三）容易還債。信用卡公司必須首先將付款用在利率最高的債務上。帳單必須顯示，如果顧客每個月只付最低額，需要多久才能付完目前的債務，也要顯示三年內付完全部債務的話，會總共支付多少錢，以及多少利息。（四）禁止「為了賺手續費的信用卡」。禁止信用卡公司為了賺取手續費而將信用卡發給信用不佳、但是卡上債務並不多的客戶。這種卡一開始的手續費往往超過債務金額（見註43）。政府也禁止發卡公司收取禮物卡和其他預付卡的手續費。（五）禁止對年輕人過度行銷。簽約前，二十一歲以下的消費者必須提出證明，表示自己有獨立收入，或是請人一起簽約。信用卡公司不可以寄文宣給二十一歲以下的客戶，除非是本人要求。信用卡公司也不可以在大學活動中提供免費T恤、披薩或其他禮品。[44]

設立一個支票帳戶。如果他還沒有，協助他設立一個，讓他逐步付清卡債。他應該請雇主扣掉（尚未扣稅的）薪水的一〇%，放進（免稅的）退休金計畫裡。剩下的薪水直接存入支票帳戶，然後讓銀行每個月自動扣掉一〇%，存入定存帳戶。他看到

註42：Credit Card Accountability Responsibility and Disclosure Act of 2009, 15 U.S.C. § 1601 (2009).
註43：See https://www.whitehouse.gov/the-press-office/fact-sheet-reforms-protectamerican-credit-card-holders。
註44：See https://en.wikipedia.org/wiki/Credit_CARD_Act_of_2009。

的現金越少，花的錢也會越少。他也需要一筆急用時可以動用的存款，才能應付不時發生的額外支出（例如修車或醫療費用），避免動搖預算。否則的話，他的信用卡支出可能升高，完全不知道要如何償還了。如果扣掉定存之後，剩下的錢不夠日常開支的話，就表示他的生活水平顯然太高了，一定會導致經濟災難。他必須減少開支。他必須在收入和預算裡找到一〇%的存款空間，否則無法儲蓄急用金和退休金。做金融計畫的人會說，如果你無法存退休金，以後就沒有現在的享受了。

每個月保持支票帳戶裡的收支均衡，清楚記帳。不要讓他隨意花用、猜測帳戶裡還有多少錢。不要讓他一直使用金融卡，卻沒有留下使用記錄。不清楚的收支記錄可能致使支票被退票、信用卡超支、債務累積等。他可能一直存款不足，需要更多錢，於是用信用卡借貸。支票被退票、過度支出會有罰款。金融卡沒有和信用卡同樣的詐騙保護和保證，他最好只用來在自動提款機提款，而且逛街的時候不要帶在身上。

除非絕對需要，才從支票帳戶提取現金。要他隨身帶最少量的現金，才不會受到引誘，衝動購買不需要的東西。

除了他的孩子之外，不要讓他借錢給別人。即使是孩子，也可能不還錢。所以，只能為了教育或必須品才借錢給孩子，而不是為了衣服、娛樂等等開支。通常，借錢給別人都收不回來。拿錢給別人，必須當作是禮物，而不是貸款。

如果你的配偶或伴侶有成年過動症，而你沒有，你應該負責付帳單和做預算。我假設，在管理金錢上，你比他更有組織、更準時。

他不應該為了消費品、衣服或娛樂跟別人借錢。例如電視、智慧型手機等等。他只能為了買房子、買車（或許）、合理的投資而借錢。除非必要，不要購買那種一旦購買，價值就會下降的東西，而且不要用信用卡購買。當然，房子和車子是例外。

如果他必須攜帶手機，就用最便宜的手機，以及最便宜的通話費率。當然，這是假設她的雇主沒有提供公務手機。她真的需要隨身使用相機、網路、電子郵件和社交軟體嗎？或許她用來協助記憶，用相機功能拍攝清單、任務或其他需要注意的事情；她可能想用智慧型手機裡的各種應用軟體，協助她管理時間、事務、提醒等等。她可以為了這個目的，買一支最便宜的手機。如果只是因為流行，或是為了社交，你可以和她談一談，看她是否可以停用或減少使用手機，不要用來作為娛樂和社交工具。幫助她將手機當作實際的工具，只用來打電話或接收訊息。或是考慮買一支傳統手機，有相機功能和打字功能，但是無法連上網路。尋找一下最便宜的費率。除非雇主付費或是她有錢負擔每個月的話費，而且她需要用應用程式工作或管理過動症，否則，她不需要使用智慧型手機。

在自己經濟能力之內消費。和他談談，量入為出，不要花超過薪水的錢，不要依靠信用卡、舉債、借錢來過日子。

鼓勵他去銀行或信用合作社尋求免費的信用諮詢。如果他債務很大，看起來償還無望，或是他想要申請破產的話，先尋求諮詢。破產可以毀掉信用，多年無法借貸。信用諮詢公司往往可以協助重組個人金融狀況、把債務整合到一起，重新協商過高的利息。他們也可以和患者每個月見面，檢查他的信用，對債權人負責。有些小銀行、信用合作社或政府機構可以為他提供類似服務。找找附近的類似服務，他絕對不會是唯一有此需要的人。

試著讓他經由雇主得到健康與殘障保險。如果他還沒有保險，協助他取得有保險福利的工作。經由可負擔照護法令（Affordable Care Act），會比較容易獲得健康保險，但是每一州的保費和政府能夠提供的協助都不同。如果他無法找到有這種福利的工作，鼓勵他考慮到各階層的政府機構工作。他們一定會提供保險福利。意料外的醫療費用是最大的額外經濟負擔、債務和經濟破產的原因之一。

建議她把所有的收據都留著。把收據放在皮夾裡，每天晚上換衣服的時候，提醒他拿出皮夾，把收據放進檔案裡。你們可以用收據追蹤花費，準備報稅時也可能用來作為減免的依據。

提醒她閒暇時不要去購物中心或百貨公司。如果她覺得無聊，但是沒有必須買——我是指「必須」，不是「想要」——的東西時，提醒她不要去逛街。過動者最不需要的就是去店裡或購物中心了，有那麼多好東西對她喊著：「買我！」最簡單的解決辦法就是不要去逛街。如果她覺得很難停止逛街或是買一些她其實不需要的東西，請她找心理醫生或金融顧問諮商。

告訴他不要去賭場。賭場永遠是贏家。衝動的人很喜歡賭博，而且總是輸錢。過動者最好不要去賭場，否則太容易下注了。他不應該玩牌賭錢，如果一定要玩牌，賭注應該只有幾毛錢。他過於衝動了，不應該接近任何賭博活動。就像逛街購物一樣，要避開這些容易受到誘惑的地方。

千萬、千萬不要使用發薪日貸款。[45]他們的利率超高，往往無法及時還清。這是合法的高利貸，千萬不要嘗試。

協助他取得並維持服用過動症藥物。藥物可以協助他控制衝動（包括金錢事務），維持更好的金融狀態。請閱讀沙克斯（Sarkis）和克萊恩（Klein）寫的《過動症與你的金錢》（*ADD and Your Money*），獲得更多好建議。（見書後參考資料）。

親職

過動成人需要瞭解，他們的孩子可能也有罹患過動症與相關疾患的風險。這些童年疾患以及一般性的心理問題，將會需要額外的個別評估與管理。如果患者有孩子，

註45：美國盛行的小額短期貸款，無需抵押，以薪資記錄為憑，下一次發薪日償還。（譯註）

而且孩子有過動症或其他心理發展上的問題，請讓他們也做評估、接受專業人士的治療。如果父母和孩子都有未經診斷治療的過動症，會造成長期衝突和其他心理災難。

我的建議很簡單直接。

一、**促使患者接受過動症評估與治療**。如果是中度到重度的過動症，建議她接受藥物治療。如果她受到過動症影響，無法加以控制，就無法好好養育孩子。

二、**如果孩子有過動症的跡象，強烈建議孩子也接受評估，看看有沒有過動症及相關疾病。讓他們也接受治療**。

三、**建議患者去上家長行為訓練課程**。附近的精神健康診所、醫學院、大學、醫院、政府健康中心應該有這一類的課程。大城市都有這種資源。如果他住在鄉下，缺乏之類似的服務，找不到家長課程，可以給他看我寫的書《你的叛逆孩子》[46]或任何其他類似書籍。他可以學到更多親職技巧，協助他養育過動兒童。針對青少年，則可以閱讀《你的叛逆青少年》[47]。網路上都找得到這兩本書，例如亞馬遜網站amazon.com和barnesandnoble.com。如果家長有未經治療的過動症，在這種課程中的表現不會好。所以，你應該建議患者先治療他的過動症，再開始親職課程。

四、**建議由沒有過動症的家長處理孩子的回家作業**。這一點很重要，尤其是如果過動症家長沒有接受治療的話。大部分家長都不是好的家教，有過動症的家長也不例外，還可能更糟。

五、**建議患者和伴侶交替負起親職責任**。兩位家長可以每晚輪流照顧孩子，尤其是如果孩子有動症的話。這麼做是為了避免讓一位家長完全（或大部分時候）負擔養育孩子的重任：從白天到放學後、持續整個禮拜。

六、**建議患者讓沒有過動症的伴侶處理與時間有關的親職責任**。例如，準時帶孩子去門診和做學校規定期限的功課。正如您在本書前面所瞭解的那樣，過動家長對於時間管理和期限都可能有困難，他可以負責和時間比較無關的親職責任，例如洗衣服、整理家務、修理房子和車子、修剪草坪、幫孩子洗澡等等。

七、**如果患者覺得孩子帶來的壓力太大時，建議他找時間休息一下（安靜的房間）**。任何需要冷靜一下的家長，都應該自動找時間休息。這是很棒的親職技巧。過動症會影響大腦的情緒中心，因此，過動家長尤其需要事先計畫好一套簡單的做法，在壓力升高時採用。他們也可以身教示範給孩子看，如何讓自己冷靜下來。

八、**在執行紀律、管教孩子之前，建議患者和伴侶討論重要的紀律問題**。這樣一來，她可以避免因為過動症而衝動行事或對孩子過於嚴厲。

註46：Barkley, R. A., & Benton, C. M. (2013). *Your defiant child: 8 steps to better behavior* (2nd ed.). New York, NY: Guilford Press.

註47：Barkley, R. A., & Robin, A. L. (with Benton, C. M.). (2014). *Your defiant teen: 10 steps to resolve conflict and rebuild your relationship* (2nd ed.). New York, NY: Guilford Press.

九、**應該由沒有過動症的家長開車接送孩子**。這一點很重要，只要有機會，盡量由這位家長開車（除非過動家長有服用過動症藥物）。

十、**提醒患者，停下手中的事情，檢查一下孩子在做什麼、人在哪裡**。放學之後、週末、暑假或是任何孩子在家或在院子裡的時候，家長都有責任監督孩子。建議患者訂定每十五到二十分鐘就響一次的鬧鐘（烤箱、微波爐或手機的鬧鐘），提醒他經常查看孩子在做什麼。如果孩子也有過動症，這一點就特別重要了。

十一、**鼓勵患者建立每週的喘息機會，暫時離開孩子**。如果她沒有在外工作，一天到晚都在家照顧孩子，這一點就特別重要。協助她找到嗜好、活動、俱樂部、組織、計畫或娛樂，在情緒上重新找到活力、減低壓力，給她時間充電，以便重新當一位好家長。每一位家長都需要每週花一些時間離開孩子（以及伴侶），重新獲得情緒上的活力。對於過動家長尤其如此。鼓勵患者找到可以每週重新充電的活動，有需要的話，甚至可以更頻繁。

第十七章

給職場與教育環境的建議

從之前的章節中你已經發現，大部分的過動成人在受教育的過程中都會遭遇很多困難。如果他們現在還在接受成人教育或職場工作訓練的話，可能還是同樣的情況。如果她是年輕成人，還在唸大學或接受技術訓練，她會需要一些協助，才能順利畢業。根據第七章中討論過的美國身心障礙法案規定[48]，她有權對自己的教育和職場環境作出合理範圍內的調整。如果你所愛的人希望取得合理的環境待遇，你需要熟悉取得過動症證明所需的條件，以便將來提供給大學或雇主。我在〈參考資料〉提供了一些書單，它們進一步解釋了法令提供的保護。這些書也會解釋你們需要提供的證明與文件，才能獲得保護和調整，以及學校及職場的各種合理待遇，以協助過動成人。如果

註48：Americans With Disabilities Act of 1990, Pub. L. No. 101-336, § 2, 104 Stat. 328 (1991).

職場已經有人提供服務的話，請他們協助設定目標、檢查過程以及其他事宜，對於過動成人會極有幫助。

除了建議服藥之外，我也列出了患者在學校及職場可以運用的各種策略，彌補過動症帶來的問題。當然，我們需要假設在這些場域中，這些策略是實際可行的——

找一位教練或導師。患者可以每天向他報告自己當天執行的任務是否達標。這人可以是老師、教授、室友、同學、學長或特殊教育辦公室裡的人。在職場，這人可以是同事、朋友或支持他的上司。如果可能的話，患者應該每週與此人見面兩到三次，每次五分鐘。每週的第一次見面，通常是上午，談談當天要做的事；中午（午餐時）和下班前再次會面，檢查一下完成了什麼。協助患者專注、留在工作狀態、達成目標的最佳方法就是讓他對某個人負責，經常見面，交代自己的進度。

找到大學中的過動症專家或職場中人事處的身心障礙專家。患者必須告訴此人，自己有過動症，給他們看文件（事先評估）和證明。大學的過動症專家通常會出現在特殊學生或身心障礙服務處。大學或職場的專家會解釋對過動者提供的課程調整和其他相關待遇，並檢視患者的需求；他們也會和老師（或是職場的主管）合作，確定患者獲得應有的待遇。他們可以讓患者聯絡學生諮商中心或是和雇主有簽約的心理醫生、諮商師、醫生（通常是精神科醫師），提供心衛服務，例如心理治療或藥物。

鼓勵他每天使用行事曆和日誌。用日曆記錄當天的目標和約會。整頁是一週的一覽表，分成一小時一小時的空格，不但可以記下約會時間，還可以把比較複雜、耗時良久的計畫分割成較小的步驟，並記下完成每個步驟所需的時間。日誌則是空白頁面，能寫下各種承諾、期限、別人交付的任務等等。之後，可以把這些記錄轉記到行事曆上。她可以和教練一起檢查這兩本記錄。在職場，她應該把記錄放在明顯處，經常看到，提醒她專心在每天的目標上，並準時赴約。寫下一切，彌補工作記憶不佳的問題。患者應該把任何有一點重要性的事情都寫下來，以彌補工作記憶缺損。她也可以用電腦、平板或智慧型手機記錄——如果手寫有困難的話，這些科技設備就更合適了（請參考下一段）。不過，我發現低科技的手寫和紙本行事曆更好用，因為很容易看到、拿到。如果用高科技產品，一旦關機，就看不到類似的應用程式了。看不到，就想不到。建議患者每天查看日誌數次，確定自己有進展。

用電腦文書處理長篇幅的報告，不要用手寫。過動者常常有動作統合或其他手寫的問題，書寫得比較慢，字跡也比較不清楚。有可能時，盡量用手提電腦或其他設備打字。在大學裡，患者可以用文書處理做筆記，以及記錄作業。如果他在手寫方面有嚴重困難，可以用有相機的電腦錄音錄影，替代手寫報告。我之前提過，提供特殊學生服務的諮商師可以幫他向老師爭取這種待遇。很多新一代電腦、智慧型手機和平板有聲動軟體，讓使用者口頭回答、寫報告，自動轉存為文字。患者可以進一步編輯錄下的文字，列印出來交給老師。

數位記錄重要的課堂內容、會議，或持續做筆記。可以利用觸動筆（Smart Pen）數位記錄器（http://www.livescribe.com）。如果手寫不是問題的話，也可以使用持續書寫來提升上課或開會時的專注力。保持清醒、警覺和專注的祕訣就是一直有動作。上課或開會時，如果患者必須寫下講者說的內容，而不只是坐在那裡觀察講者，就比較可能保持清醒、警覺與專注。他的手要保持一直動作，即使他不需要寫下內容，也最好一直做筆記。

取得所有老師指定的教材。取得所有教材，包括圖書館為這門課保留的教材，可能是補充課堂內容的影片、額外解釋課堂提過主題的文章。大學裡，有些手寫特別困難的過動學生可以獲得課堂記筆記的服務。在職場，患者可以看看圖書館或資訊中心有沒有在職進修相關內容的資源。

提供你愛的人一套筆記整理術。去附近的書店或文具店，協助他整理並維持秩序。為每一堂課或每一件任務準備不同顏色的文件夾會很有幫助。他可以把寫好的作業放進文件夾，之後很容易找到，並準時交給老師。大學或職場裡的過動者經常完成了任務，卻不知道自己把報告放在哪裡了，因此無法準時繳交。很多人現在都把報告存在電腦裡，所以鼓勵患者（或直接協助他）好好安排電腦裡的數位檔案，有需要的時候很容易找到，並備份到雲端（例如 Dropbox、iCloud 等等）。

建議患者在每天表現最好的時段，安排最困難的課程、會議與工作。大部分的人喜歡在上午後半段或下午前半段時間工作，但是每個人的尖峰時段都不同。患者應該已經知道自己每天在什麼時候最警醒、專注了。有些研究顯示，過動成人認為下午後半段和晚上才是最專注的時候，比一般成人晚了幾個小時。總之，鼓勵患者找出每天最有精神的時候，並據此安排更需要專注與努力的任務。

患者應該交替安排必修課與選修課、困難與輕鬆的課程。一天之中，或一週之中，患者需要如此交替安排課程。不要把所有困難的課程安排在同一天，或是一週的頭幾天，他可能會太累、表現不好，因此失去了興趣或動機，毀掉他對學校的態度。建議他在困難的課程之間，安排他覺得更有趣、更有娛樂性的課程或活動，這樣他才不必長時間面對太多連貫的、需要很費心的課程。在職場，你可以建議他把一天中「困難、有挑戰」和「容易、有趣」的任務交替安排。

患者是否要在計時考試時，要求更長的時間做答？要求不會讓他分心的考場。大學裡，很多年經過動者認為（或聽說過），可以提出這些有用的要求。但是相關的少數研究結果並不明顯。無論是否有身心障礙，如果在計時考試時能有更長的時間做答，每個人都可以考得更好，通常大約延長二十分鐘就夠了。但是這並不一定能夠彌補過動者的不利或解決問題。

最新的看法建議，不妨使用一種叫「不計時休息」的作法。這要在考試時限內用到碼錶。患者不會得到更多的考試時間，但隨時可以按下碼錶，休息個一、兩分鐘；

站起來伸展身體、在房間裡或走廊上走一走、喝水、上廁所，然後回到座位，重新開始碼錶計時。當她用完碼錶上的考試時間，考試也正式結束。

是的，最終考試結束的時間會比別人晚，但這不是重點。這裡用的策略很重要：把考試切割成更小的任務、有很多次的休息時間，讓她能重新集中注意力。如果她的工作偶爾需要有計時測試的話，她可以透過負責在職場調整過動者環境的人事部門，試著獲得這種待遇。無論是否可以獲得不計時休息的待遇，都鼓勵她要求不會分心的考場，或是比較不容易分心的考場。

鼓勵他在考試、上無聊的課程、很長的會議或工作之前，先去運動。固定的有氧運動可以使得專注的時間提升到高於一般的四十五到六十分鐘。一天中，他應該學著建立短暫的運動休息時間。在需要執行很難專注的任務時，尤其需要運動。雖然我也鼓勵過動成人一週裡固定做幾次長時間的運動，但我在這裡的建議並非這個。這裡我是鼓勵他做很短的運動。在他開始無聊或困難的課程或考試之前，做二到五分鐘的運動，就足以協助他提升專注度。如果課程、會議、工作任務的時間太長，他有機會喝杯飲料，或去上廁所的話，建議他利用這個機會做一些很快的有氧運動。即使只是在室外或辦公室走廊快步走動，或是上上下下樓梯，都會很有幫助。

需要一直坐著的時候，建議他靠一些小動作保持活動。我之前提過，如果過動者能夠活動，他會更專注、工作表現更好。動作可以很簡單，例如左手捏橡皮球、右手記筆記；雙腿交叉，一面聽演講、做筆記，一面有節奏地搖動雙腿；聽演講時用鉛筆在紙上塗鴉；工作、思考、聽別人說話時嚼口香糖等等。他需要一直動，才能專心。

穿戴觸覺提醒裝備，經常提醒他自我覺察，專注在目標上或是手上的工作。可以花一小筆錢，上網買 MotivAider（http://www.addwarehouse.com）：這是一個手機大小的盒子，裡面有震動器和數位鬧鐘。鬧鐘可以任意設定，或選擇不定期發動。時間到了，鬧鐘會讓小盒子震動。如果選擇不定期發動，則會在無法預知的時間接收到震動。震動將提醒患者專注於他正在做的事情上。

無論學校或職場，如果他必須大量閱讀，鼓勵他去學 SQ4R。這個方法可能可以改善他的閱讀理解能力。它的運作方式請參考展示 17.1。

改善閱讀理解能力——SQ4R 系統

一、**檢查**（Survey）閱讀的材料——快速瀏覽一下，知道要讀的有多少頁、如何分章節等等。

二、從閱讀材料中，設定一些需要回答的**問題**（questions）。問題通常寫在章節後面，或由老師或主管指定。

三、閱讀四階段（4Rs）：閱讀（read）一段文字，輕輕出聲重述（recite）重點、寫下（write），然後回顧（review）你寫的內容。

四、每一段都這麼做。不但把每一段重讀四次（閱讀、出聲、書寫、回顧），也在每一段讓腦子休息一下。閱讀者的專注力從閱讀，到重述，到書寫，到回顧，一旦熟練了這個閱讀技巧，就可以讀比較長的段落，例如兩段文字，或一整頁，然後才重述、書寫、回顧。對於工作記憶不好的人，這是很棒的策略。

展示 17.1.

嘗試一些同儕或同事指導。如果有同學（或同事）願意和他一起讀書，彼此教導，會很有幫助。一個人當老師，一人當學生，然後交換角色。比起自己讀，教別人新的材料是學習和記住內容的最佳方法。

建議患者找個更有條理的人一組。比起獨自工作，和沒有過動症的人一起工作可以協助她更加專注，也讓她更需要公開地因工作被問責。

找到一位可以向其求救的大學同學或同事。放學或下班後，患者如果忘記作業內容或其他重要事項，就可以詢問這個人。建議他和對方交換聯絡資料，雙方都可以很快地重新取得遺忘的資訊。

如果放學後（下班後）有輔助課程，建議她一定要去。大學裡有很多老師，或是職場的指導人員，願意花額外的時間協助需要對某個議題瞭解更多的學生或職員。如果有開放這種機會，建議她好好利用。即使她不是真正需要協助，額外的複習總是對健忘有所幫助。同時這也會顯示她是動機很強的學生或僱員，留給講師或輔導員良好的印象。

患者應該經常和老師或上司約時間，檢討他的表現——每隔三到六週一次。會議應該比期終打成績或年終正式的工作評鑑更為頻繁。要記得，越常公開問責，他的表現會越好。除了建議他運用每天的教練之外，也建議他和負責為他評分的老師或做評鑑的上司，做更經常性的非正式會談，讓他更常、更快地得到回饋，知道自己表現如何。

溫和地鼓勵患者注意、限制或戒掉咖啡因、尼古丁、酒精或大麻的使用。過動成人更容易使用這些物質，並變得依賴。有時，他們會用市面上找得到的藥物自我投藥，例如含有咖啡因的飲料，或是菸草。是的，咖啡因和尼古丁都是興奮劑，可以幫助人們更警醒，但是絕對沒有過動症藥物來得有效。尤其是咖啡因會作用於過動者錯誤的大腦神經化學物質上，以中度或重度的劑量而言，將帶來反效果，讓患者更無法專注、躁動不安、神經緊張與頻尿。她最好還是使用處方藥，而非使用含咖啡因的物質或非處方藥。雖然在某個程度上，尼古丁能改善過動症症狀，但是尼古丁的成癮性太高，抽菸還會增加心肺疾病與癌症的機率。使用過動症處方藥就沒有這些風險，效果還更好。

協助患者管理網路使用。即使是一般人，網路也已成為浪費最多時間的活動了，讓人很容易就從工作或家務事上分心。過動成人本來就缺乏自我控制，一旦家中或職場中出現網路，問題就更嚴重了。研究顯示，有過動症的青少年或成人，比同齡的一般人花更多時間上網，瀏覽各種網站或玩遊戲。當客觀情況要求他們停止上網或玩遊戲、開始認真做重要的事情時，他們也比一般人更難立即停止。一五％到二〇％的年輕過動者已有網路成癮，顯示出各種典型的成癮跡象，符合診斷酒精和毒品成癮的標準。無論是工作或在家，如果患者花太多時間在網路上，干擾了其他更重要的事情，你都可以建議患者嘗試幾個不同的做法。如果你們不確定患者浪費了多少時間上網，不妨在電腦裡裝設軟體 RescueTime（http://www.rescuetime.com）。軟體會追蹤每一個開啟的網頁、在那個網站上花了多少時間，之後寄給你們一份分類報告，列出他最常造訪的網站。除此之外，你還能做些什麼呢？

在家，把電腦和網路放在工作的地方，例如工作室。不要把電腦、平板和其他可以上網的設備隨手放在臥房、起居室或廚房，輕易引起過動者的注意。他可能需要做別的、更重要的事情。建議患者將一個房間布置成電腦工作室，只有在需要用電腦工作時才進去，平常則根本看不到電腦（也就不會想到電腦了）。在工作室時，把門關上，戴上耳機或白色噪音耳機，減少家中其他地方可能令人分心的聲音。

更好的是，放兩部電腦，一個專門用來工作，一個用來娛樂。患者可以擁有兩台手提電腦，一個用來工作，一個用來做不是工作的事情。[49]工作電腦裡只有與工作相關的軟體、只有一種瀏覽器，設定限制網路的使用，不讓使用者開啟遊戲網站。平時關閉電子信箱，只有每天某個特定的時間才打開它、回覆信件。簡訊也要關閉。如果患者必須發簡訊給某人，發完之後就立刻關閉簡訊功能。工作時，不要開啟簡訊功能。工作電腦上不可以裝遊戲、社交軟體或其他浪費時間的軟體。患者可以用平板或另一台手提電腦玩樂。在這部娛樂用電腦上，患者可以裝各種他想玩的娛樂和社交軟體，但是沒有工作相關的軟體或電子信箱。擁有兩個不同系統的好處是，工作的時候不會因為遊戲、社交軟體或個人電子郵件而分心。建議患者永遠不要用工作電腦玩樂，也不要用娛樂電腦工作。

在家庭和工作電腦上裝置網路時間管理軟體。有好幾種軟體可安裝在網路瀏覽

註49：See Mike Elgan's article on this method on the following website: http://www.computerworld.com/article/2507281/web-apps/elgan-how-to-overcomeinternet-distraction-disorder.html.

器上，限制網路的使用時間，或是阻止某些娛樂網站的使用，讓患者工作時無法瀏覽這些網站。[50] Google Chrome 的 StayFocused 和 Chrome Nanny、Chrome 和 Safari 的 WasteNoTime、Firefox 的 Leech Block 都允許設定某些網站的使用時限，時間一到就無法開啟。可以設定上班時間無法瀏覽某些網站，或每次瀏覽的時間上限。有些設定能限制使用者，要到第二天才能更改設定時間，以阻止使用者在需要工作時，卻衝動地使用了娛樂網路。有些軟體只適用於某些瀏覽器，患者如果使用的是另一種，就無法阻止他了。

如果患者用的是蘋果電腦，可設定 Self-Control 或 Anti-Social 管理網路或網站之使用，甚至可以阻絕任何瀏覽器對這些網站的搜尋功能。FocalFilter 也是一種。在電腦裡安裝 Time Out，會在特定時間間隔，提醒上網中的使用者稍事休息。Freedom 同時支援蘋果電腦和一般個人電腦，在特定時間關閉網路。當然，你也能用 Parental Controls 設定，讓患者將網站使用權交給某一位成人，例如你或一位朋友，扮演家長的角色，控制網路和網站的使用。這些軟體和設定是為了保護患者，不至於因為網路而分心，浪費一大堆時間在網路上，耽擱了必須做的事。如果網路濫用的問題來自手機，可以考慮 Tasker 或 Do Not Disburb，限制或阻斷網路使用，讓患者無法浪費時間。

當然，如果過動成人真的非常努力想克服這些軟體設定的限制，也是可以辦得到的。軟體的功能其實只是製造障礙，讓使用者很難接觸網路，於是有時間重新考慮一下，讓衝動的欲望冷卻下來，從而放棄上網。

如果患者允許，你可以監督她的網路使用，溫和地提醒她，使用電腦的時間已經超過了，開始影響其他工作了。她可以事先告訴你，她要用網路多久、何時要用、何時需要停止，開始做其他事情。你的監督與管理使用時間的軟體功能類似，但另外還有督促和限制的角色，需要用到一些交涉技巧。這個方法可能很有效，因為會讓別人公開問責於她。這個策略比患者一個人自己試著改變更容易成功。

註50：My thanks go to David Cravens, Application Developer at Palmetto Health IT, for sharing some of these suggestions with me.

第十八章 關於健康危機的建議

過動成人需要很小心，注意過動症帶來的健康和生活方式風險。第五章討論過這些風險了。過動成人的許多健康習慣、生活方式與活動很容易讓他們得到冠狀動脈心臟疾病和癌症，以及其他醫療和牙科疾病（更多蛀牙、更多口腔感染）。加上他們更容易遭遇意外傷害，你就有了一份填滿可避免不幸的人生食譜了。患者需要更多人——瞭解健康危機管理與生活型態的醫療與健康專業人士——協助例如戒菸、營養管理、運動等等的問題。

不要讓過動症患者因為這些危險因子而縮短了壽命。不但要協助患者管理過動症，也要鼓勵他注意自己的生活方式、營養以及其他可能縮短壽命的選擇。

維持健康的建議

以下有一些協助患者開始健康生活的提醒。從這些建議中選擇最適合他的，解決患者的問題。

每週固定運動。患者需要每週運動三次以上，以提高注意力、增進健康、管理壓力等等。你可能已經聽說過，每週三、四次的固定運動，每次二、三十分鐘，對健康有益。但是對於管理過動症，或是補償過動症症狀，固定地運動似乎特別有效，而且可協助對抗過動者常見的肥胖現象。無論是跑步、騎腳踏車、重訓、舞蹈、健身房設備（跑步機、橢圓機、階梯運動等等）或是綜合式的各種運動都好，過動成人比一般人更需要固定地運動。

如果他很久沒有做健康檢查，或是從未做過，鼓勵他約個時間做健檢。檢查一下，看看身體有什麼問題，可以提早做預防性的醫療。如果他沒有保險或現金做健檢，你或其他親人可以考慮幫他支付。如果不可能幫他付費，和地方上的公立醫院聯繫，看看有沒有低收入戶的免費健檢。打電話給社工單位，看他們能否幫他找到免費的診所。患者逃避健檢，會造成長期的風險。不要賭運氣，以為他沒有不舒服、沒有明顯的醫療問題，就代表他沒有隱性的問題。協助他做基本健檢，聽從醫生的建議。你和患者要跟醫生討論以下議題：

- 如果患者抽菸或大麻，請醫生建議戒菸計畫，協助他戒菸。
- 如果患者喝太多酒或可能酗酒，請醫生轉介他到附近的戒酒計畫、匿名戒酒團體，或其他戒酒支持團體。
- 如果患者有藥物問題，請醫生轉介他到戒毒中心或附近其他的戒毒團體。

安排患者去看牙醫，檢查牙齒。請牙醫確認有無發展中的牙齒健康問題或疾病。如果不治療，可能最後會失去牙齒，需要部分或全口假牙，或是更貴的牙齦手術，甚至造成膿腫潰瘍。如果潰瘍引發感染了，病菌進入血液、攻擊心臟，就可能致命。

再一次，如果適合的話，強烈建議患者服用過動症藥物。在我們的臨床研究中，患者的醫療和牙科問題通常源自未受治療的過動症症狀，造成生活的缺乏組織與管理。讓患者服用藥物，控制過動症症狀，他就更有機會成功參與其他醫療、牙科和健康相關的活動。過動症藥物的副作用之一是體重減輕。如果患者本身體重過重，減重的副作用就是福利了。

駕駛

正如我弟弟的例子，駕駛這一塊是過動成人嚴重、可能危及生命的缺陷。我在這裡列出一些駕駛需要注意的重點：

患者駕駛車子或使用重型設備時，一定要服藥。如果患者的過動症屬於中度或重度，只要他開車或操作重型機具，我強烈建議你讓他服用過動症藥物。以下是其他建議，可以改善駕駛問題——

在清醒時的大部分時間裡，都需要有藥效影響。重點是注意藥效時間：他什麼時候服的藥？什麼時候會開車？你需要確定患者開車時，血液中有足夠的藥物，例如早上和晚上開車上下班、晚上開車外出娛樂的時候。先前吃的藥，即使是長效型藥物，濃度也可能慢慢降低了，藥效不足以支撐他度過尖峰時間的車潮。

如果患者沒有在服藥，或是拒絕服藥，建議由她沒有過動症的伴侶開車帶孩子去參加活動。如果她沒有服藥，伴侶、家人或朋友應該負責開車。別管她的自尊心了，一定要讓別人開車。

強烈建議患者，打算開車時，絕對不可以喝酒。這件事沒得商量。如果他要開車，要求他不可以喝酒。

物質濫用

至少有四分之一的過動成人會過度使用、依賴、濫用一種或多種物質。我在第五章討論過，過動成人最常濫用的有毒物質就是尼古丁、酒精、大麻，有時甚至三者都沾染上。少數成人會吸食或濫用如古柯鹼、海洛因、甲基安非他命等更強烈的毒品，或是非法使用處方藥。有時候，患者的物質濫用很明顯，你可能看過他使用、依賴或是濫用，或者在他的住處發現過吸毒的器具，例如大麻菸斗、捲香菸的紙、有種子的夾鏈袋、針或空的處方藥瓶。

或者，你懷疑你所愛的人可能在不當或過度使用物質，但無法確定。有些人會出現典型的吸毒症狀，例如情緒、行為或身體外貌的驟變，卻沒有明顯或可以解釋的原因。以下舉幾個例子：

- 如果你所愛的人表現出嗜睡、言語不清、眼神空洞、反應變慢、動作協調變差、容易失去平衡甚至憂鬱，你可以合理懷疑他在濫用酒精或處方鎮定劑，例如煩寧（Valium）、利眠寧（Librium）或速可眠（Seconal）。
- 相反的，你所愛的人也可能顯得過度警醒、瞳孔縮小、比平常更有活力，似乎很興奮或躁動；坐立不安、緊張、浮躁、話特別多或說話很用力（像是噴泉似的射出來）、思維脫節，甚至顯得偏執或出現幻覺；這時可以考慮他或許在濫用興奮劑，像是古柯鹼、快克、安非他命、甲基安非他命，以及處方藥物，例如治療過動症的興奮劑。患者可能把過動症藥物壓碎、用鼻孔吸食，或是混了水，用針筒注射到體內，或是服用遠超過處方規定的劑量。

- 她看來有輕微的狂喜、過度放鬆、對一切都不在乎？出現快速或偏執的想法？吐露奇怪的感官感受（生動的色彩、聽到非常輕微的聲音等等）？她可能展現奇怪的笑容，好像周圍的一切都很諷刺、很好笑。那麼，她可能在濫用大麻、大麻膏、四氫大麻酚（大麻和大麻膏的主要成分）、海洛因、嗎啡或可待因。

過動成人濫用藥物的另一個跡象就是日常生活功能忽然改變，包括無法解釋的、忽然的財務變化。他的錢忽然不見了。或是你皮包裡的錢不見了。他有沒有為了很模糊的理由跟你借錢，或是借錢的原因不合理？你有沒有發現，應該付過了的帳單其實沒有付清、水電要被切斷了，或是他的信用卡刷爆（取了太多現金）？檢視一下他的工作是否有改變，例如以前都會準時上班，現在卻一再遲到、睡過頭、忽然失去上班的動機。或者你注意到他常常接到同事電話，因為他沒去上班，或是在職場有不恰當的行為；他甚至可能被解僱了。他平常的駕駛習慣也可能忽然改變，與駕駛有關的問題增加了（超速罰單等等），或是在奇怪的時間使用車子（例如非常晚了，他說要去見你不認識的朋友）；在校成績忽然退步，也可能是吸毒的證據。是的，我之前提過，即使不吸毒，過動成人也可能出現這些問題。所以我在這裡一直強調，要注意突然的改變；和他平常的表現不同，就可能是濫用藥物或吸毒的跡象。

如果過動成人吸毒或濫用藥物，會比一般人更難戒除，因為過動症會令他無法做好自我控制。戒毒需要充分的自我控制，才能脫離依賴與成癮。即使患者真的很想要戒毒，都可能很困難。他將會需要他能夠獲得的、所有人的支持，包括你。同時，他會需要治療他的過動症，以提高自我控制的能力。

協助有藥物濫用問題的人，就與協助過動成人接受過動症相似，要看他正處在準備好改變的哪一個階段（請參考第九章）。有些人還在否認，有些人知道自己有問題，但是不知道有多嚴重，或是不知道該怎麼辦；有些人則準備好了，想要改變、願意尋求專業協助。你如何協助他，要看他處於哪個階段，才知道用什麼方法最適合，讓他順利進入下一個階段。

關於藥物濫用的過動成人，研究清楚顯示，如果患者已接受過動症治療，他在戒毒中心的表現會更好。否則的話，未受治療的過動症會造成他們自我控制的問題，於是很難遵守戒毒的治療流程。過動症經由藥物及諮商，獲得足夠的管理之後，就可以開始處理成癮問題了；事實上，一旦能夠成功管理過動症，成癮的問題也會自動開始減輕。

你還能建議些什麼呢？這要看你是否和患者同住，或是經常見面，可以實際幫忙他。如果你們住在一起，或經常見面，就可以考慮以下的做法：

協助患者觀察他有多常消耗該物質。如果他不確定自己有用藥的問題，第一步就是協助他觀察自己使用該物質的頻率。在日曆上記錄這些事的發生頻率；看著記錄問他幾個問題：他比一般人攝取更多酒精（或其他藥物）嗎？無法控制地發生在那些天裡的各種場合和時間裡嗎？他是否一次喝太多，或吸食太多？他的行為和日常生活是否受到不良的影響？有沒有其他人對他說過，他有物質濫用的問題？觀察他是否依賴物質以克服壓力。

如果住在一起，你是否能夠丟掉毒品，而不至於導致嚴重的戒斷症狀？如果他酗酒、每天抽菸或吸食大麻，或對其他毒品成癮，你就無法輕易丟掉毒品。他可能需要某些藥物，協助他治療戒斷症狀。

鼓勵患者為自己的物質成癮尋求專業協助。依照尋找過動症專家的同樣步驟，只不過這次尋找的是治療物質成癮症的專家。一開始，你可以詢問給患者做過動症診斷的醫生，或請患者自己問，看看他們是否也治療成癮症。否則，請他們介紹成癮症專家。如果不可能，就問患者或你自己的家庭醫生，看看他們是否知道任何資源。你也可以打電話給公立的精神或心理組織、去他們的網站，看看附近有沒有專門治療成癮症的專家。

如果問題是尼古丁，家庭醫生通常會知道附近的戒菸團體。他們自己也可能提供戒菸計畫。他們可以提供代替尼古丁的藥物，以減輕戒菸過程中的痛苦。

如果是飲酒過量的問題，家庭醫生通常知道附近的戒酒資源。患者可以參加匿名戒酒會議，或其他類似團體或個人治療。他可能需要一些藥物協助他戒酒，例如安塔布司（Antabuse），協助他適應戒斷症狀。有時候，酗酒會嚴重到一個程度，患者需要到戒酒中心住上一、兩個月，接受治療。如果需要住院治療，戒酒中心的人需要知道患者有過動症，並瞭解如何治療過動成人的酗酒問題。兩種疾患同時存在，往往會讓戒酒的一般療程變得更複雜。

如果你所愛的人是濫用大麻，採取同樣步驟找到他需要的資源。雖然戒除大麻的資源沒有戒酒的資源多，但你還是可以用同樣的方式找到：和家庭醫生談一談、打電話給公立心理或精神組織、打電話給大學醫學院的精神科或心理諮商中心、詢問地方上的精神健康中心、在網路上搜尋資源。

如果是依賴（或成癮）其他比前述更麻煩的藥物，就可能需要住院治療了。住院才能積極治療他的狀況。出院之後，可以接著住進專門治療毒癮的中途之家。請遵照之前的步驟尋找這些資源。看看有什麼專家或診所可以協助他。大部分濫用藥物的人，除了藥物問題之外，往往有不只一種的精神性疾患。很多人有數種精神性疾患，包括成年過動症、焦慮症、憂鬱症、躁鬱症、人格異常等等，如果患者除了過動症和藥物濫用之外，還得接受其他疾病的治療，請不要感到驚訝。

第十九章
與成年過動者相關的重要政府計畫

你和你愛的過動成人都需要知道，美國法律和政府規定會保護身心障礙人士在包括教育、工作、住宅、醫療照顧、健康保險、公共場所的出入等等不受歧視或限制。這些規定不只適用於肢體殘障的人，也適用於有心理障礙的成人。少數過動成人病情嚴重，限制了他的工作，甚至完全無法工作，或是無法進入工作場域。對於這些人，政府會發給收入補助。

法律保護以及美國身心障礙法案

對於過動成人，最為人所知的法律保護就是一九九〇年的美國身心障礙法案[51]，以及二〇〇八年的修正案。身心障礙法規也包括成年過動症。

在這個議題上，高登（Gordon）、里文朵斯基（Lewandowski）和羅威特（Lovett）醫師寫了很多文章。以下內容就是從他們的文章中擷取出來的。[52]你和患者都需要知道，這個法案不是為了提供身心障礙人士的治療，而是民權法規，目的在於保護身心障礙人士免於因為疾病受到歧視或不公平待遇。

身心障礙者必須主動提出要求，才會獲得保護和特殊待遇。他必須對雇主、大學或其他尋求保護與特殊待遇的場域，主動表明自己的殘疾狀況。他需要提供經常診斷和治療身心障礙人士的相關專業人士開立的文字證明。過動成人需要提供有能力診斷成年過動症的臨床心理醫生、精神科醫生或其他醫療專業人士（神經科醫生或家庭醫生）的評估和文件。以下是需要注意的法規：

- 首先，身心障礙資格不僅僅是診斷而已。根據法令，只有專業的過動症診斷並不足以獲得身心障礙身分，因為身心障礙的定義是肢體或精神上的失能，生活中的重要功能受到明顯限制。失能的現象不能是暫時的，而是不斷復發或永遠存在的。
- 第二，判斷是否失能的標準和比較對象是一般人，不是非常聰明、受過高等教育、功能特別好的同儕，例如其他的法學院學生或醫學院學生。
- 第三，只有過動症的診斷，或是患者自認為嚴重失能還不一定足夠，而是要以個案考量，用全部的證據來決定是否有身心障礙資格。文件必須充分、有說服力，而不僅僅是患者個人的說明。長期失能的文件越多元，越可能獲得身心障礙資格，獲得保護和相關待遇。

- 最後，以大部分的情況而言，決定是否有身心障礙資格和治療效果或其他減少失能的策略無關。如果過動成人服用藥物，降低症狀，並不會使他們失去身心障礙資格。

理論上，保護精神病患不受歧視聽起來很棒，但是現實中，很難證明身心障礙對患者的影響。只要拒絕過動成人的理由和過動症無關，就是合法的。因此，過動成人仍然可能被解僱、無法獲准進入大學、在學校得不到相關的待遇。如果過動成人衛生習慣不佳、上班時服儀不整、使用違法藥物並影響到工作表現、經常翹班，就仍然可以被合法解僱，因為這些行為都無法被視為過動症的直接結果。但是，如果過動成人有嚴重的分心問題，可以要求給他比較安靜的位置工作，或是在安靜的房間裡考工作

註51：Americans With Disabilities Act of 1990, Pub. L. No. 101-336, § 2, 104 Stat. 328 (1991).

註52：Gordon, M., Lewandowski, L. J., & Lovett, B. J. (2015). Assessment and management of ADHD in educational and workplace settings in the context of ADA accommodations. In R. A. Barkley (Ed.), *Attention-deficit hyperactivity disorder: A handbook for diagnosis and treatment* (4th ed., pp. 774–794). New York, NY: Guilford Press.

執照，並延長考試時間（請參考第十七章的「不計時休息」）。

雖然法律並沒有為身心障礙者提供治療，但是要求生活重大活動的負責人（例如雇主）為身心障礙者做出「合理的調整」（在職場）。什麼是合理的調整呢？一般來說，雇主需要讓身心障礙人士也可以使用現有員工使用的工作環境，包括重新安排工作分配、改變工作排班時間，與重新指定位置。雇主也需要取得或修改合適的機器或儀器，並調整或修改考試、訓練材料或政策，提供閱讀或翻譯人員。[53]簡言之，法律是為了在生活重大活動中，保護身心障礙者可以合理使用。法律並不保證身心障礙者會在生活重大活動中獲得成功。並且，如果會讓雇主「過度困難」，就不需要提供調整：「考慮到雇主公司的大小、經濟資源、本質、結構之後，如果調整需要非常大的困難或開銷，就無須調整。」

要求職場或工作本質的任何調整都必須：

- 直接與身心障礙本質有關；
- 針對身心障礙相關的失能；
- 有證據顯示，調整將會協助矯正工作時、因身心障礙造成的影響；
- 合理——也就是說，對於雇主、大學、房東等等，調整必須不是非常困難或非常昂貴（造成過度的負擔），才需要執行。

因此，過動成人無法隨意要求他想要的調整，即使能對工作有所助益。例如在角落的辦公室（以降低因為同事而分心）、大門前的停車位、幫忙記筆記的助理、各種昂貴的科技產品（例如智慧型手機、平板等等），因為這些要求或是沒有直接與身心障礙有關，或是不合理（造成過度的負擔）。

並且，要求的調整不能大幅改變工作本質，變成他的工作不再是原本的核心本質、特質或目的。法院已經裁定過了，如果可行，身心障礙者必須為自己的障礙接受定期或典型的醫療或心衛治療，雇主才需要為他做合理的調整。如果當事人拒絕戴眼鏡，雇主就無需作出調整，以配合他的視力不良。同樣的，如果過動成人拒絕為管理過動症服藥，或是拒絕參與任何建議的治療方法，雇主就無需為他做出調整。

雇主、學校、大學和其他人通常都很熟悉身心障礙法規，知道法律規定的保護。但是，有時候還是會出現歧視。如果患者因為過動症遭受歧視，可以聯絡律師或美國人權辦公室（U.S. Office of Civil Rights），提出抱怨，獲得指導。

註53：See http://www1.eeoc.gov//eeoc/publications/。

社會安全殘障保險以及安全福利收入

如果患者有嚴重的過動症，可能有資格在兩個政府計畫中獲得經濟援助。一個是社會安全殘障保險（Social Security Disability Insurance, SSDI），適用於過去工作了很久，已經繳過很多社會安全費用的人。如果他有過動症，並且因為過動症，現在以及未來一年內都無法工作，即使他有其他和工作無關的收入，都可能得到社會安全的經濟補助。

相反地，補助安全收入（Supplemental Security Income, SSI）是為了從未工作，或工作時間很短的人設立的。這個計畫會提供他們經濟援助。但是，其他來源的收入以及財產都要考慮進去，不能超過某個數額，才有資格領取。關於精神疾病的嚴重程度、對工作的影響、提供的證明文件，獲得經濟協助的資格標準都相當高。

結論

希望這本書教了你很多成年過動症的相關知識、成因和危險。我也討論了各種非醫藥和醫藥的過動症治療。我試著解釋你可以扮演的不同角色，以便協助你愛的過動成人，並提出一些建議，以便掌握過動症引起的執行功能缺損。我提供了許多作法，你可以考慮建議給過動成人，如何處理在各種生活層面，像是工作、教育、金錢管理、駕駛、親職等遭遇到的問題。

最後，請記得，雖然成年過動症是很嚴重的疾病，但也是很容易治療的疾病，有各種科學證明有效的治療方法，減低症狀、大幅提升日常功能。第七章舉出了很多成功的故事，過動成人還是可以追求夢想，成為成功、快樂、適應良好的成人——前提是必須獲得過動症的診斷與恰當的治療。他的成功也要靠親友的支持，例如你。請接受我最深的祝福。

註54：台灣相關法規可參考身心障礙者權益保障去之各項規定。

附錄[55]

精神疾病診斷與統計手冊（DSM-5），注意力不足／過動症診斷準則（包括國際疾病分類〔ICD-10〕的醫療診治碼）

A. 具干擾功能或發展的持續注意力不足及／或過動—衝動樣態，有1及／或2之特徵：

1. **不專注**：有至少持續六個月的下列六項（或更多）症狀，到遠不符合發展階段且對社會及學術／職業造成直接負面影響之程度：

註：這些症狀並非主源於對立行為、違抗、敵對或無法瞭解工作或指示的表現。青少年與成人（滿十七歲以上）至少需有五項症狀。

(a) 經常無法仔細注意細節或者在做學校功課、工作或其他活動時，容易粗心犯錯（如：漏看或漏掉細節、工作不精確）。

註55：編註：引自繁體中文版《DSM-5®精神疾病診斷與統計手冊》，二〇一九年，合記圖書。

(b) 工作或遊戲時難以維持注意力（如：在上課、會話或長時間閱讀時難以維持專注）。

(c) 直接對話時，常好像沒在聽（如：心好像在別處，即使無任何的分心事物）。

(d) 經常無法遵循指示而無法完成學校功課、家事或工作場所的責任（如：開始工作後很快失焦且容易分心）。

(e) 經常在組織工作或活動上有困難（如：難以處理接續性的工作；難以維持有序地擺放物品及所有物；亂七八糟、缺乏組織的工作；時間管理不良；無法準時交件）。

(f) 經常逃避、討厭或不願從事需要持久心力的工作（如：學校功課或家庭作業；在青少年與成人的是準備報告、完成表格填寫、看長篇文件）。

(g) 經常遺失工作或活動所需的東西（如：學校課業材料、筆、書、工具、錢包、鑰匙、書寫作業、眼鏡、手機）。

(h) 經常容易受外在刺激而分心（在青少年與成人可包括在想無關的內容）。

(i) 在日常生活中常忘東忘西（如：做家事、跑腿；在青少年和成人則在有回電話、付帳單、記得邀約）。

2. **過動及衝動**：有至少持續六個月的下列六項（或更多）症狀，到遠不符合發展階段且對社會及學術／職業造成直接負面影響之程度：

註：這些症狀並非主源於對立行為、違抗、敵對或無法瞭解工作或指示的表現。青少年與成人（滿十七歲以上）至少需有五項症狀。

(a) 經常手腳不停地動或輕敲／踏，或者在座位上蠕動。

(b) 經常在該維持安坐時離席（如在教室、辦公室、其他工作場所或在其他應留在其位置的情境中離開他的位置）。

(c) 經常在不宜跑或爬的場所跑或爬（註：在青少年與成人，可能只有坐不住的感覺）。

(d) 經常無法安靜地玩或從事休閒活動。

(e) 經常處在活躍的狀態，好像被馬達驅使般地行動（如：無法在餐廳、會議中長時間安坐或是久坐不動會覺得不安適；別人會感覺到他坐立不安或是難以跟得上）。

(f) 經常太多話。

(g) 經常在問題尚未講完時衝口說出答案（如：說出別人要講的話；在會話過程中不能等待輪流說話）。

(h) 經常難以等待排序（如：排隊時）。

(i) 經常打斷或侵擾他人進行的活動（如：在會話交談、遊戲或活動時貿然介入；沒有詢問或得到許可就動用別人的東西；在青少年與成人，可能會侵擾或搶接別人正在做的事情）。

B. 十二歲前就有數種不專注或過動衝動的症狀。

C. 數種不專注或過動衝動的症狀在二種或更多的情境表現（如：在家、學校或上班時；與朋友或親戚在一起時，在其他的活動中）。

D. 有明顯證據顯示症狀干擾或降低社交、學業或職業功能的品質。

E. 這些症狀不是單獨出現於思覺失調症或其他的精神病症，無法以另一精神障礙症做更好的解釋（如：情緒障礙症、焦慮症、解離症、人格障礙、物質中毒或戒斷）。

註明是否為：

314.01 (F90.2) 混和表現：過去六個月皆符合A1（注意力不足）及A2（過動—衝動）之準則。

314.00 (F90.0) 不專注主顯型：過去六個月符合A1（注意力不足）之準則，但不符A2（過動—衝動）。

314.01 (F90.1) 過動／衝動主顯型：過去六個月符合A2（過動衝動）之準則，但不符A1（注意力不足）之準則。

特別**註明**：

部分緩解：當過去曾完全符合診斷準則，而在過去六個月中症狀數量較診斷準則少，但症狀仍然會導致社會、學業或職業功能減損之狀態。

註明目前的嚴重度：

輕度：症狀數量僅略微超過足以診斷的準則，且僅導致少部分社交、學業或職業功能減損。

中度：症狀或功能減損介於輕度與重度之間。

重度：症狀數量遠超過診斷所需的準則，或是存在特別嚴重的數種症狀，或是症狀造成顯著的社會或職業功能減損。

資料來源：From the diagnostic criteria for attention-deficit/hyperactivity disorder (ADHD) contained in the *Diagnostic and Statistical Manual for Mental Disorders* (5th ed., pp. 59–61), by the American Psychiatric Association, 2013, Washington, DC: Author. Copyright 2013 by the American Psychiatric Association. Reprinted with permission.

參考資料

網路

- Dr. Barkley: http://www.russellbarkley.org and http://www.adhdlectures.com
- My personal website contains fact sheets on attention-deficit/hyperactivity disorder (ADHD), my speaking schedule, and information about my various books and newsletter. The site adhdlectures.com contains 10 hours of lectures for parents and 25 hours for professionals addressing various topics related to ADHD and its management, all of which can be viewed for free.
- ADD Warehouse: http://www.addwarehouse.com
- This site sells a variety of books, videos, and other products related to ADHD.
- American Academy of Child and Adolescent Psychiatry: http://www.aacap.org
- This is the official website for this organization, which also contains a separate directory of fact sheets on childhood and adolescent mental disorders.
- American Academy of Pediatrics: http://www.aap.org
- This is the official website for this organization, on which one can find some factual information about ADHD and other developmental disorders.

- Attention Deficit Disorder Association (ADDA): http://www.add.org
- This organization advocates for those with ADHD and has, over time, come to focus more on adults with the disorder.
- ADHD coaching: http://www.adhdcoaches.org, http://www.totallyadd.com, and http://www.nancyratey.com
- These three websites provide information on the ADHD coaching approach to treatment, several of which contain lists of coaching professionals by region.
- http://www.adhdrollercoaster.org
- This website was created by journalist Gina Pera, who also specializes in providing information on ADHD for adults, especially for couples in which one partner has adult ADHD.
- Children and Adults With Attention-Deficit/Hyperactivity Disorder (CHADD): http://www.chadd.org
- This U.S. national nonprofit organization is dedicated to advocating for children and adults with ADHD and their families. This website contains fact sheets on ADHD, a directory of state and local CHADD chapters, and information on its annual conferences.
- http://www.everydayhealth.com/adhd/adult-adhd.aspx
- Sponsored by Everyday Health Media, this web page has information on the symptoms and treatments for ADHD. The website does accept advertisements for products in the ADHD

marketplace.

- http://www.helpguide.org
- This site bills itself as a trusted nonprofit guide to information on mental health and well-being created to the memory of Morgan Segal, whose suicide may have been prevented by having better, factual information on mental health disorders and their treatment. The website notes that it collaborates with the Harvard Medical School concerning information posted to the site.
- National Institute of Mental Health: http://www.help4adhd.org
- Cocreated with the CHADD organization (see earlier description), this website is sponsored by the U.S. federal government and offers informative and useful fact sheets about many aspects of ADHD in children and adults.
- http://www.totallyadd.com
- This website was cocreated by two Canadians, one a comedian with adult ADHD and the other a video producer with adult ADHD, who became well known for their independently produced program, "ADHD and Loving It," that aired on many PBS and CBC stations several years ago. It provides a positive, light-hearted, and sometimes humorous approach to understanding ADHD in adults.
- http://wwwwebmd.com
- This is a for-profit website providing information on many medical and mental health disorders,

including ADHD.

過動成人書籍與影片

- This list is not intended to be comprehensive or exhaustive but notes those books that I believe offer useful and evidence-based information on adult ADHD.
- Adler, L. (with M. Florence). (2006). *Scattered minds: Hope and help for adults with attention deficit hyperactivity disorder.* New York, NY: Putnam.
- Bailey, E., & Haupt, D. (2010). *The complete idiot's guide to adult ADHD*. New York, NY: Alpha Books.
- Barkley, R. A. (2001). *ADHD in adults* [DVD]. New York, NY: Guilford Press.
- Barkley, R. A. (with Benton, C. M.). (2011). *Taking charge of adult ADHD*. New York, NY: Guilford Press.
- Barkley, R. A. (Ed.). (2015). *Attention-deficit hyperactivity disorder: A handbook for diagnosis and treatment* (4th ed). New York, NY: Guilford Press.
- Barkley, R. A., Murphy, K. R., & Fischer, M. (2008). *ADHD in adults: What the science says*. New York, NY: Guilford Press.
- Bramer, J. S. (1996). *Succeeding in college with attention deficit hyperactivity disorders: Issues and strategies for students, counselors, and educators*. Plantation, FL: Specialty Press.

- Brown, T. E. (2013). *A new understanding of ADHD in children and adults: Executive function impairments*. New York, NY: Routledge.
- Brown, T. E. (2014). *Smart but stuck: Emotions in teens and adults with ADHD*. Hoboken, NJ: Jossey-Bass.
- Children and Adults With Attention-Deficit/Hyperactivity Disorder. (2001). *The CHADD information and resource guide to AD/HD*. Landover, MD: Author.
- Goldstein, S., & Teeter Ellison, A. (2002). *Clinician's guide to adult ADHD: Assessment and intervention*. New York, NY: Academic Press.
- Gordon, M., & Keiser, S. (Eds.). (2000). *Accommodations in higher education under the Americans With Disabilities Act (ADA): A no-nonsense guide for clinicians, educators, administrators, and lawyers*. New York, NY: Guilford Press.
- Gordon, M., Lewandowski, L. J., & Lovett, B. J. (2015). Assessment and management of ADHD in educational and workplace settings in the context of ADA accommodations. In R. A. Barkley (Ed.), *Attention-deficit hyperactivity disorder: A handbook for diagnosis and treatment* (4th ed., pp. 774–794). New York, NY: Guilford Press.
- Gordon, M., & McClure, F. D. (2008). *The down and dirty guide to adult ADHD* (2nd ed.). DeWitt, NY: GSI.
- Hallowell, E. M., & Ratey, J. J. (1994). *Driven to distraction: Recognizing and coping with*

attention deficit disorder from childhood through adulthood. New York, NY: Pantheon.
- Hallowell, E. M., & Ratey, J. J. (2005). *Delivered from distraction: Getting the most out of life with attention deficit disorder*. New York, NY: Ballantine Books.
- Jacobs, C., & Wendel, I. (with Cerulli, T.). (2010). *The everything health guide to adult ADD/ADHD: Expert advice to find the right diagnosis, evaluation, and treatment*. Fairfield, OH: Adams Media.
- Joffe, V., & Iachan, M. (2006). *A day in the life of an adult with ADHD*. Miami, FL: Author.
- Kessler, Z., & Quinn, P. O. (2013). *ADHD according to Zoe: The real deal on relationships, finding your focus, and finding your keys*. Oakland, CA: New Harbinger.
- Kohlberg, J., & Nadeau, K. (2002). *ADHD-friendly ways to organize your life*. New York, NY: Routledge.
- Levrini, A., & Prevatt, F. (2012). *Succeeding with adult ADHD: Daily strategies to help you achieve your goals and manage your life*. Washington, DC: American Psychological Association.
- Lovett, B. J., & Lewandowski, L. J. (2015). *Testing accommodations for students with disabilities: Research-based practice*. Washington, DC: American Psychological Association.
- Matlin, T., & Solden, S. (2014). *The queen of distraction: How women with ADHD can conquer chaos, find focus, and get more done*. Oakland, CA: New Harbinger.

- Nadeau, K. G. (1994). *Survival guide for college students with ADD or LD*. Washington, DC: American Psychological Association.
- Nadeau, K. G., & Quinn, P. (2002). *Understanding women with AD/HD*. Silver Spring, MD: Advantage.
- Orlov, M. (2010). *The ADHD effect on marriage: Understand and rebuild your relationship in six steps*. Plantation, FL: Specialty Press.
- Orlov, M., & Kohlenberger, N. (2014). *The couple's guide to thriving with ADHD*. Plantation, FL: Specialty Press.
- Pera, G. (2008). *Is it you, me, or adult A.D.D.? Stopping the roller coaster when someone you love has attention deficit disorder*. San Francisco, CA: 1201 Alarm Press.
- Pera, G. A., & Robin, A. L. (Eds.). (2016). *Adult ADHD-focused couple therapy: Clinical interventions*. New York, NY: Routledge.
- Puryear, D. A. (2012). *Your life can be better: Using strategies for adult ADD/ADHD*. Minneapolis, MN: Mill City Press.
- Ramsay, J. R., & Rostain, A. L. (2014). *Cognitive-behavioral therapy for adult ADHD: An integrative psychosocial and medical approach* (2nd ed.). New York, NY: Routledge.
- Ramsay, J. R., & Rostain, A. L. (2015). *The adult ADHD tool kit: Using CBT to facilitate coping inside and out*. New York, NY: Routledge.

- Ratey, N. A. (2002). Life coaching for adult ADHD. In S. Goldstein & A. Teeter Ellison (Eds.), *Clinician's guide to adult ADHD: Assessment and intervention* (pp. 261–279). San Diego, CA: Academic Press.
- Ratey, N. A. (2008). *The disorganized mind: Coaching your ADHD brain to take control of your time, tasks, and talents*. New York, NY: St. Martin's Press.
- Safren, S. A., Otto, M., Sprich, S., Winett, C., Wilens, T., & Biederman, J. (2005). Cognitive-behavioral therapy for ADHD in medication-treated adults with continued symptoms. *Behavior Research and Therapy*, 43, 831–842.
- Safren, S., Perlman, C., Sprich, S., & Otto, M. W. (2005). *Therapist guide to the mastery of your adult ADHD: A cognitive behavioral treatment program*. New York, NY: Oxford University Press.
- Sarkis, S. M. (2008). *Making the grade with ADD: A student's guide to succeeding in college with attention deficit disorder*. Oakland, CA: New Harbinger.
- Sarkis, S. M. (2011). *Ten simple solutions to adult ADD: How to overcome chronic distraction and accomplish your goals*. Oakland, CA: New Harbinger.
- Sarkis, S. M., & Klein, K. (2009). *ADD and your money: A guide to personal finance for adults with attention deficit disorder*. Oakland, CA: New Harbinger.
- Sarkis, S., & Quinn, P. O. (2011). *Adult ADD: A guide for the newly diagnosed*. Oakland,

CA: New Harbinger.

- Solanto, M. V. (2013). *Cognitive-behavioral therapy for adult ADHD: Targeting executive dysfunction*. New York, NY: Guilford Press.
- Solden, S. (2012). *Women with attention deficit disorder: Embrace your differences and transform your life* (2nd ed.). Nevada City, CA: Underwood Books.
- Surman, C. (2012). *ADHD in adults: A practice guide to evaluation and management*. Totowa, NJ: Humana Press.
- Surman, C., Bilkey, T., & Weintraub, K. (2014). *Fast minds: How to thrive if you have ADHD (or think you might)*. New York, NY: Berkley Trade.
- Thurlow, M. L., Elliott, J. L., & Ysseldyke, J. E. (2003). *Testing students with disabilities: Practical strategies for complying with district and state requirements*. Thousand Oaks, CA: Corwin Press.
- Tuckman, A. (2007). *Integrative treatment for adult ADHD: A practical, easy-to-use guide for clinicians*. Oakland, CA: New Harbinger.
- Tuckman, A. (2009). *More attention, less deficit: Success strategies for adults with ADHD*. Plantation, FL: Specialty Press.
- Tuckman, A. (2012). *Understand your brain, get more done: The ADHD executive functions workbook*. Plantation, FL: Specialty Press.

- Wasserstein, J., Wolf, L. E., & LeFever, F. F. (2001). Adult attention deficit disorder: Brain mechanisms and life outcomes. In J. Wasserstein, L. E. Wolf, & F. F. LeFever (Eds.) *Annals of the New York Academy of Sciences* (Vol. 931, pp. 104–118). New York, NY: New York Academy of Sciences.
- Weiss, M., Hechtman, L., & Weiss, G. (1999). *ADHD in adulthood: A guide to current theory, diagnosis, and treatment*. Baltimore, MD: Johns Hopkins Press.
- Young, J. (2007). *ADHD grown up: A guide to adolescent and adult ADHD*. New York, NY: Norton.
- Zylowska, L., & Siefel, D. (2012). *The mindfulness prescription for adult ADHD: An 8-step program for strengthening attention, managing emotions, and achieving your goals*. Westville, South Africa: Trumpeter.

關於作者

作者羅素・巴克立（Russell A. Barkley）博士，南卡羅萊納醫科大學（Medical University of South Carolina）精神科臨床教授。他擁有三個領域的執照：臨床心理學、臨床兒童及青少年心理學及臨床神經心理學。巴克立博士是一位臨床科學家、教育家、治療師，著作包括二十二本書籍、評量標準、臨床手冊；拍過七部獲獎影片；發表超過兩百六十篇科學論文和書中章節，都與過動症和相關疾病的本質、評估、治療有關。他創立了已經發行二十四年的臨床期刊《過動症報告》（*The ADHD Report*）並擔任編輯。

巴克立博士在國際發表了超過八百場演講，也上過美國全國播出的電視節目，包括《六十分鐘》（*60 Minutes*）、《今日》（*The Today Show*）、《美國早安》（*Good Morning America*）、《星期天早晨》（*CBS Sunday Morning*）和國際新聞網（CNN），以及許多其他電視節目與廣播節目，推廣過動症的科學知識。他得過許多獎項，包括美國心理協會（American Psychological Association）、美國小兒科學院（American Academy of Pediatrics）、美國專業心理學董事會（American Board of Professional Psychology）、應用與預防心理學推廣協會（Association for the Advancement of Applied and Preventive Psychology）、威斯康辛心理協會（Wisconsin Psychological Association）

和過動兒童及過動成人（Children and Adults with ADHD），以表彰他對過動症研究及臨床治療的專業成就、貢獻及宣導。

請參考 http://www.russellbarkley.org 和 http://www.adhdlectures.com，以獲得進一步的資訊。

國家圖書館出版品預行編目 (CIP) 資料

當你愛的人有成人過動症 / 羅素 . 巴克立 (Russell A. Barkley) 著 ; 丁凡譯 . -- 初版 . -- 臺北市 : 遠流 , 2020.01
面； 公分

譯自 : When an adult you love has ADHD

ISBN 978-957-32-8687-5 (平裝)

1. 注意力缺失 2. 過動症 3. 通俗作品

415.9894 108020315

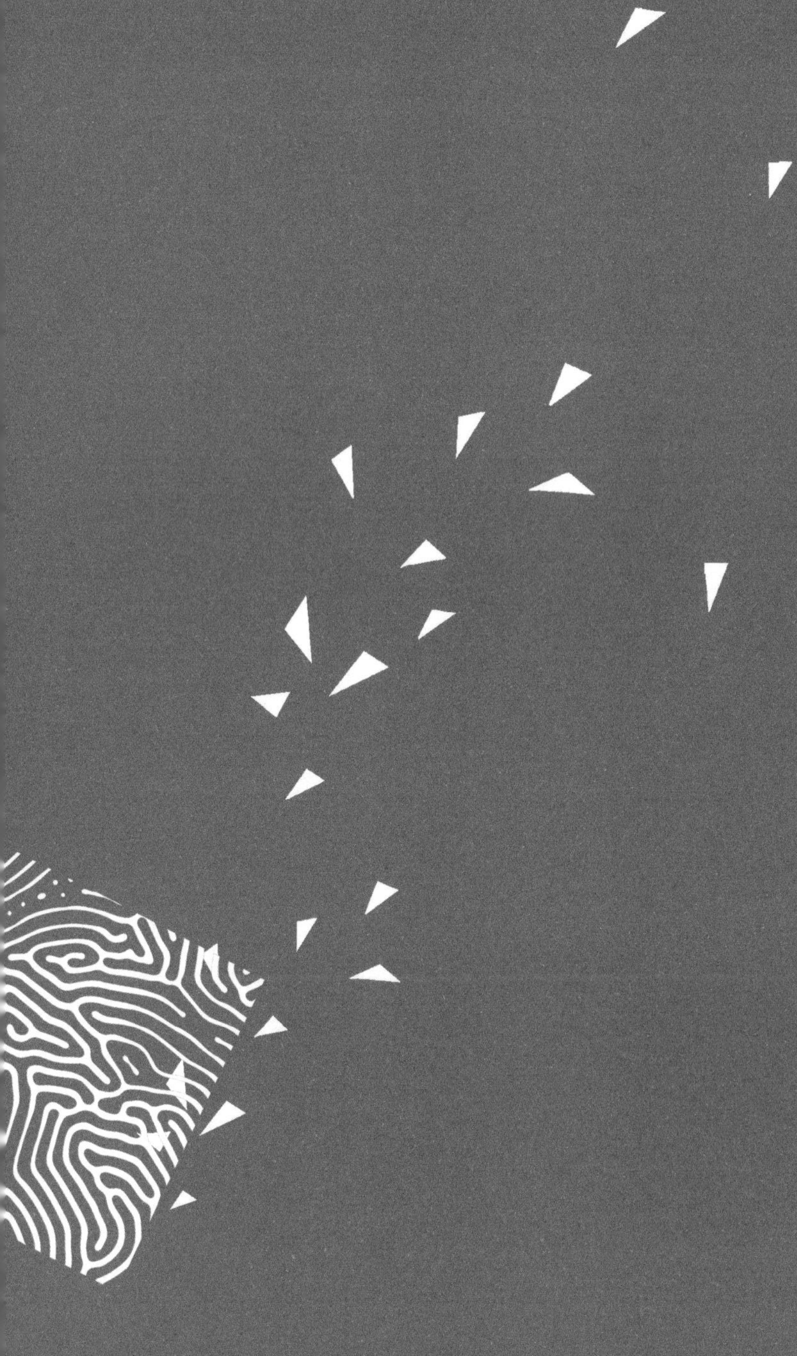

When an Adult You Love Has
ADHD
當你愛的人有
成人過動症

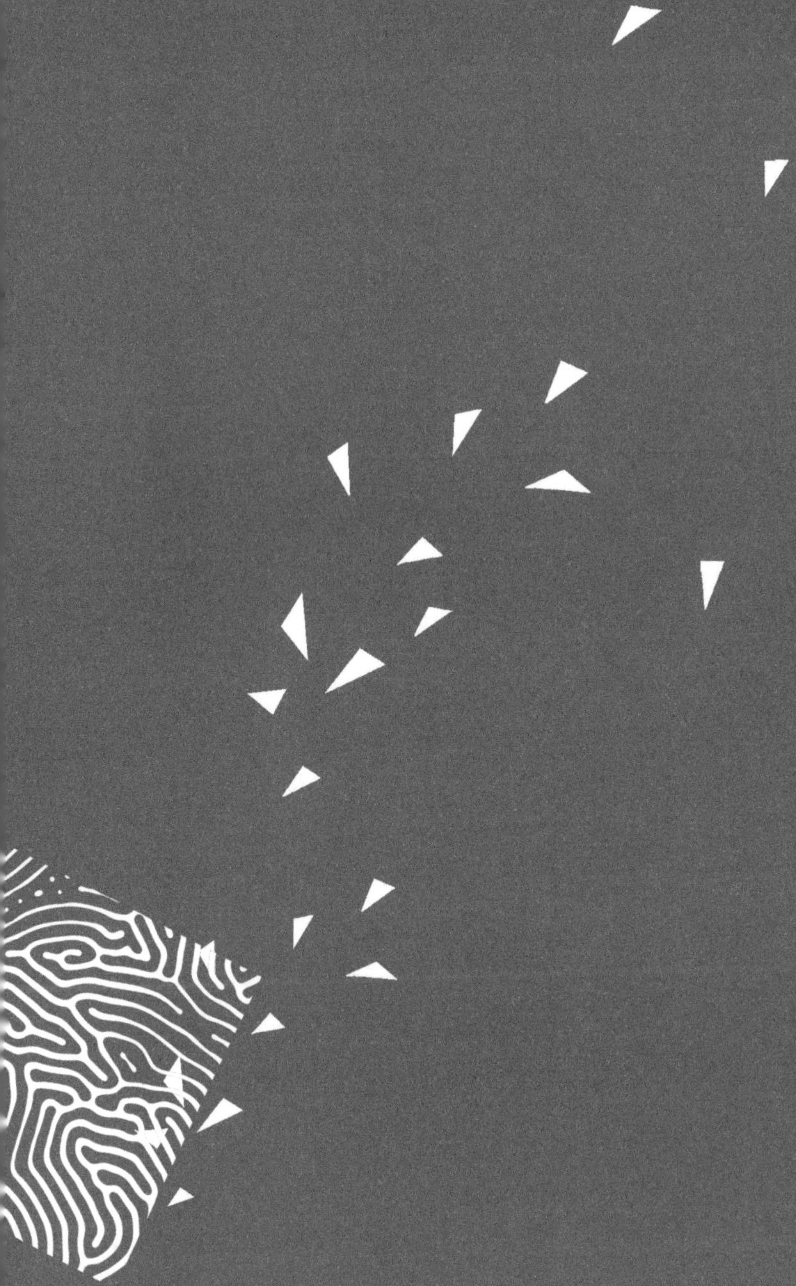

When an Adult You Love Has
ADHD

當你愛的人有
成人過動症